Eduard Hauser & Karl Ehrenbaum

Patient Gesundheitssystem

Karl Ehrenbaum:
1973–1975 Eidgenössisches Versicherungsdiplom
1986–1987 Nachdiplomstudium(Universität St.Gallen),
1996–1998 Exed, IMD Lausanne
2003–2004 Betriebswirt (DVA Köln)
2015 Medical Management Hochschule Hannover

Eduard Hauser:
1971 lic oec HSG,
1975 PhD of Business Administration, Wirtschaftssoziologe

Copyright: © 2018: Eduard Hauser, Karl Ehrenbaum
Umschlag & Satz: Erik Kinting
Grafiken: Karl Ehrenbaum

Verlag und Druck: tredition GmbH
Halenreie 40-44
22359 Hamburg

978-3-7469-7802-4 (Paperback)

Bibliografische Information der Deutschen Nationalbibliothek:
Die Deutsche Nationalbibliothek verzeichnet diese Publikation in der Deutschen Nationalbibliografie; detaillierte bibliografische Daten sind im Internet über http://dnb.d-nb.de abrufbar.

Ein paar Fakten zum Start. Die Gesundheitskosten steigen seit 20 Jahren rasant und unbegrenzt an; seit 1996 um 50%. 2018 sind es bereits Gesamtkosten von CHF 86 Mrd; das ergibt pro Einwohner rund CHF 10 131.-- pro Jahr, ein Anstieg in den letzten 10 Jahren von CHF 2 000.--. Die Prognose für 2019 lautet: Gesamtkosten von über CHF 90 Mrd, pro Kopf CHF 10 429.-- Der Anteil am Bruttosozialprodukt beträgt 13%. Erfreulicherweise ist die durchschnittliche Prämiensteigerung 2019 1,2%. Erstmals wird eine "mittlere Prämie" ausgewiesen, so dass sich der Prämienanstieg nicht direkt mit den Vorjahren vergleichen lässt. Nach dem bisherigen System liegt die Steigerung der Prämien bei 2,7%. Im föderalistischen Gesundheitswesen, bei rund 50 Krankenkassen, sind die Prämienerhöhungen je nach Kanton verschieden. Sicher ist, dass die Kosten weiter steigen werden, unter anderem auch wegen des ungebremsten Wachstums der medizinischen Nachfrage. Nebst den Prämiensteigerungen wird bei den Prämienverbilligungen von Seiten der öffentlichen Hand immer mehr gespart. Die Kantone müssen immer mehr für die Prämien aufkommen. Die Verluste haben in den letzten fünf Jahren um über 60% zugenommen. Die Verlustscheine häufen sich. Die ausstehenden Prämien haben von CHF 205 Mio im 2013 auf CHF 335 Mio 2017 zugenommen. 20% der Bevölkerung verzichten auf den Arztbesuch aus Kostengründen. Die Kostensteigerungen werden auf die Schwächsten im System umgewälzt, beispielsweise die Erhöhung der Franchisen. Die Leistungserbringer, die Pharma und die Krankenkassen werden nicht tangiert, einerseits wegen des starken Lobbyings und andererseits weil das BAG die Aufsichtsfunktion nicht genügend wahrnimmt. Der Bundesrat hat 2018 Massnahmen definiert – Stiftung Konsumentenschutz 2018 – Einführung eines Referenzpreissystems und die Rechnungskontrolle. Die Massnahmen basieren auf einem Expertenbericht, der auch Erfahrungen aus dem Ausland berücksichtigt. Das Prinzip "Vertrauen ist gut, Kontrolle ist besser" hat Gültigkeit erreicht. Dies in einem Umfeld wo 78% der Befragten – Sonntagsblick vom 19.8.18 – den Rechnungsstellungen von Ärzten und Spitälern nicht vertrauen. Patienten erhalten von Arzt- und Spitalrechnungen oft keine Kopie, obwohl damit gegen das Gesetz verstossen wird. Die Aufsichtsfunktion wird nicht wahrgenommen. Weiter sind diese Rechnungsdokumente für Laien nicht verständlich. Eine Rechnungskontrolle durch die Betroffenen selbst ist so unmöglich. Trotzdem erhalten Meldestellen immer mehr Reklamationen. Generikas kosten in der Schweiz zweimal mehr als im europäischen Ausland. Es wird daran geglaubt, dass mit einem Referenzsystem realitätsferne Preise auf ein vernünftiges Mass gesenkt und Millionen eingespart werden können.

Parallel zu den Kostensteigerungen kommt, dass immer mehr Personen in der Schweiz, rund 2,3 Mio Personen, die Krankenkassenprämien nicht mehr bezahlen können oder wollen, weil der Anteil am Einkommen höher als 10% ist. Die Totalkosten der Prämienverbilligungen betrugen 2015 CHF 1,76 Mrd, mit einer Zunahme von 20,4%. 2018 sind die Kosten für Prämienverbilligungen rund CHF 4 Mrd. Es sind rund 320 000 Personen betroffen.

615 000 Personen gelten als "arm", weil sie maximal CHF 2400.- monatlich zur Verfügung haben. Innerhalb von zwei Jahren ist die Quote von 7% auf 7,5% angestiegen – Bundesamt für Statistik 2018 – Für die Betroffenen ist es eine Gratwanderung, weil die Grenze des verfügbaren Einkommens schnell wechseln kann. Eine Auswertung von SRF, 10vor10, zeigt, dass zwischen 2012 und 2017 fast jeder siebte mittelständische Bezüger von Prämienverbilligungen diese verloren haben. Schweizweit entspricht dies über 163 000 Personen. Betroffen sind Personen in 22 Kantonen; am deutlichsten zeigt sich diese Entwicklung in Luzern und Nidwalden.

Experten von Finanzinstituten – Deloitte – gehen davon aus, dass rund 52% des Kostenanstiegs auf folgende Faktoren zurückzuführen sind: Medizinischer Fortschritt, Fehlanreize durch indirekte Zahlungen über Krankenkassen, individueller Mehrkonsum und die Zunahme der Verwaltung.

Eine Umfrage auf der Plattform Vimentis mit 21 000 Beteiligten – Tages-Anzeiger vom 14.2.18 – zeigt, dass 45% der Befragten mit der Schweizer Politik unzufrieden sind; 36% sind zufrieden. Die Hauptsorge der Beteiligten ist die Schweizer Gesundheitspolitik, mit grösstem Handlungsbedarf. Die Tages-Anzeiger Wahlumfrage Juni 2018 zeigt, dass 70% der Befragten aus allen Sprachregionen die Gesundheitskosten als das drängendste Problem der Schweiz einschätzen, quer durch alle Parteien.

Der Spitalverband, die Krankenkassen und die Ärzte streiten seit 10 Jahren um das Tarifsystem "Tarmed". Bis Ende 2018 müssen sie sich einigen. Das scheint, auch aus der Sicht der Betroffenen, eher unmöglich. Der Bundesrat könnte dann eine eigene Organisation gründen um dem Trauerspiel ein Ende zu bereiten. Eine Geschichte, die sich für die Reformunfähigkeit leider als typisch erweist. 14.9.18; es bewegt sich etwas. Die Einsicht der Wille und der Leidendruck scheinen gross genug zu sein. Der Bundesrat gibt ein Preisreferenzsystem in die Vernehmlassung bis zum 14.12.18. Generikas sind doppelt so teuer wie im Ausland. Das Sparpotenzial ist beträchtlich. Weitere Massnahmen sollen sein: kostendämpfende Pilotprojekte, ausserhalb des Gesetzes, eine nationale Tariforganisation und Kopien der Rechnungen für die Patienten. Weiter ist die gleiche Finanzierung von Ambulant und Stationär ein Thema. 2019 sollen weitere Massnahmen folgen. Die Widerstände regen sich bereits bei Verbänden und den Kantonen.

Das Buch leistet einen Beitrag zur Entwirrung der komplizierten Verknüpfungen im Gesundheitswesen und zeigt Lösungen auf, die zur Reduktion der Kosten beitragen können. Der Leser*in erfährt, wie das Gesundheitssystem aufgebaut ist und kann abschätzen, was er selber zur Reduktion der Gesundheitskosten beitragen kann. Für das Gespräch mit dem Arzt erhält der Leser*in Zusatzinformationen, die einen verbesserten Überblick zu den komplizierten Beziehungen liefert.

Inhalt:

Die Daten basieren auf folgenden Quellen: Bundesamt für Gesundheit, Bundesamt für Statistik, Gesundheitsbildung Schweiz, Fachzeitschriften, Tageszeitungen; NZZ, NZZ am Sonntag, Tagesanzeiger, Sonntagszeitung und Südostschweiz.

Vorwort

Systeme oder ein systematisches Vorgehen dienen dazu, Ziele bei komplexen Sachverhalten anzugehen und erfolgreich zu erreichen. Das Gesundheitssystem in unserem Land, basierend auf unserem föderalen Staatsaufbau und den zahlreichen Akteuren im Leistungsbereich fördert die Komplexität zusätzlich. Offensichtlich sind dabei auch die vielfältigen Interessenbindungen. Jeder zerrt an seiner Seite des Tischtuches und verunmöglicht auf diese Weise dringende Reformen. Starre politische und aufsichtsrechtliche Regelungen erschweren die zwingenden, notwendigen Strukturanpassungen. Doch nicht nur Leistungserbringer sind gefordert. Auch die Versicherten müssen sich im Klaren sein, dass die immer wachsenden Prämien schlussendlich das Abbild der bezogenen Leistungen sind. Zweit- und Drittmeinungen können wünschenswert sein. Sie verursachen aber oft unnötige Kosten. Sicher ist, dass die Höhe der zu zahlenden Prämien die Obergrenze erreicht hat. Ohne tiefgreifende Anpassungen und der Reduktion von teilweise massiv vorhandenen Überkapazitäten wird es nicht gehen. Die Kantone sind zudem aufgefordert über den Kantonstellerrand hinauszuschauen und ihre vom Gesetz her vorgesehenen Planungen überregional und interkantonal zu koordinieren. Dabei werden sie insbesondere im Bereich der Spitalversorgung dem Aspekt der vermehrten ambulanten Behandlungen Rechnung tragen müssen und nicht mehr notwendige Kapazitäten im stationären Bereich rigoros abzubauen. Die nächsten Jahre und die von der Expertenkommission aufgezeigten Massnahmen werden zeigen, ob das Kostenwachstum gebremst werden kann. Wenn dies nicht geschehen wird, droht der Kollaps im Gesundheitswesen und die immer grösser werdende Abstinenz bei den Prämienzahlern. Die Tragbarkeit der Prämienfinanzierung ist heute schon mehr als erreicht.

Alex Kuprecht, Ständerat

Komplexität des Gesundheitswesens

Die Komplexität ist der Gegenpol der Einfachheit. Es geht um die Beherrschung der Komplexität, nicht um deren Reduktion.

Im Gesundheitswesen spielen die folgenden Elemente des Gesamtsystems zusammen: Politik, Bund und Kantone – Kostenträger Krankenkassen und Versicherer – Leistungserbringer wie Spitäler, Rehakliniken, Kurhäuser, Spezialisten, Ärzte, Pharmaindustrie, Therapeuten und Pflegeheime – Patienten und Angehörige – Qualität und Ansprüche, auch an E-Health – Sozio-Ökonomie und Demografie und schliesslich die Wellness- und Ernährungsindustrie

Die folgende Darstellung zeigt die wechselseitigen Wirkungen, die im Gesundheitssystem vorkommen und auf die Kostenentwicklung Einfluss nehmen:

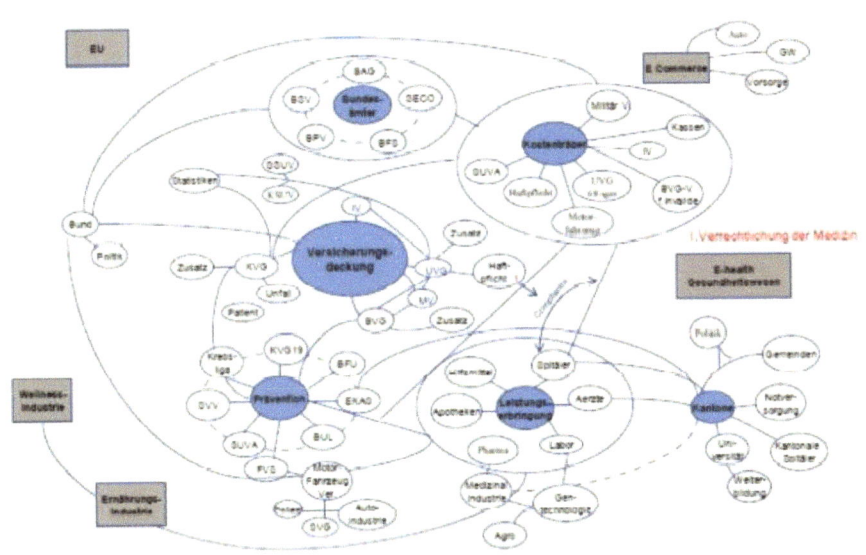

15

Die Analyse der Stärken von gegenseitigen Beziehungen rückt die Elemente Leistungserbringer, Kostenträger, Politik und Patienten in den Fokus. Die Leistungserbringer wie Ärzte, Spitäler oder Pharma wirken stark auf die Patienten ein, ebenfalls die Kostenträger wie Krankenkassen. Diese Beziehungen sind sehr dynamisch und verstärken sich wechselseitig, so dass im Dreieck Patienten, Leistungserbringer und Leistungsträger Potenziale für Kostensenkungen vorhanden sein müssen. Santé suisse geht davon aus, dass der Kostenanstieg zu 40% bei den Kantonen/Spitälern, 30% bei den Ärzten, 18% bei den Medikamenten und 12% bei übrigen Faktoren liegen.

Ärzte bieten eine breite Vielfalt von Behandlungsmöglichkeiten an, operieren gerne, lösen doppelte Diagnosen aus, leiten Patienten gerne zu Kollegen weiter und verrechnen neuerdings Behandlungen in "Abwesenheit der Patienten". Krankenkassen müssen wegen des Vertragszwangs Ärzte akzeptieren, selbst wenn diese ungenügende Qualität liefern oder überrissene Rechnungen stellen. Zu viele Patienten gehen zum Arzt, auch wenn sie gar nicht krank sind. Die Dienstleistungen müssen schnell zur Verfügung gestellt sein. Zu viele der Patienten und Angehörigen sind gegenüber den ärztlichen Leistungen unkritisch oder zu wenig informiert. Die Politik ist mehr oder weniger machtlos, Einsparungen auszulösen. Die starke Lobby der Ärzte, die auch im Parlament selber vertreten ist, verhindert Einsparungsmöglichkeiten; der Streit um ein neues oder revidiertes Abrechnungssystem dauert seit Jahren an. Viele Spezialärzte – vor allem in städtischen Gebieten – führen zu breiteren Angeboten an medizinischen Leistungen, die von Patienten nachgefragt werden und über Arztkollegen durch Weiterempfehlungen entstanden sind. Dies treibt die Preisspirale an, auch weil die Krankenkassen die Leistungen abrechnen müssen. Die stationären Spitalaufenthalte steigen bei privat Versicherten Personen an und lösen Rechnungen aus, die weit über dem Niveau von allgemein Versicherten Patienten liegen. Die stationären Leistungen sind attraktiv, weil sie von den Kantonen mitfinanziert werden. Globalbudgets werden von der Ärzteschaft bekämpft, weil sie die Kosten deckeln würden. 2,3 Mio sind heute bereits Bezüger von Prämienverbilligungen, unterschiedlich nach Kantonen ausgestaltet.

Wenn die Qualität als Element einbezogen wird, eröffnen sich starke Beziehungen zu den Leistungserbringern, den Kostenträgern und zur Politik. Allerdings ist nicht klar genug, was eigentlich mit "Qualität" gemeint ist. Sicher geht es um die "Produkte- und Dienstleistungsqualität", also um die Richtigkeit von Diagnosen und Erfolge bei den Therapien, aber auch um die Erwartungshaltungen vis à vis den zu erbringenden Leistungen. Die Dienstleistungsqualität beinhaltet unter anderen Merkmalen die "Ansprechbarkeit, die Verfügbarkeit, die Kommunikation, etc.". "Hohe Qualität" ist aber nicht nur mit hohen Preisen zu verbinden, weil "Qualität" auch bedeutet, dass alles beim ersten Mal richtig gemacht wird. Bei den Leistungserbringern sind auch die Industrien, Pharma und Medizinaltechnik, zu beachten. Nicht nur überteuerte Produkte sind am Markt und nehmen so Einfluss auf das Kostenwachstum. Auch Zuwendungen an Ärzte, wie Reisen, Essen etc., sind üblich. Trotz entsprechenden Regeln, die zu moralischem Verhalten anleiten, aber mit Schlupflöchern versehen sind, verschreiben Ärzte jene Medikamente häufiger, für die sie Zuwendungen erhalten haben. 60 000 Vorfälle, die in den USA untersucht worden sind, zeigen den Zusammenhang klar auf und belegen sogar, dass auch "kleine Zuwendungen" zur Verschreibung der gefragten Medikamente führen.

Der Pressespiegel – publizierte Artikel zum Thema "Gesundheit" vom 13.7. bis zum 30.11.17 – zeigt die folgenden Themen an der Spitze der Häufigkeiten: Ärzte vor Politik und Kantone. Dann folgen die Patienten und weit abgeschlagen sind Publikationen zu den Themen Qualität, Krankenkassen und Demografie.

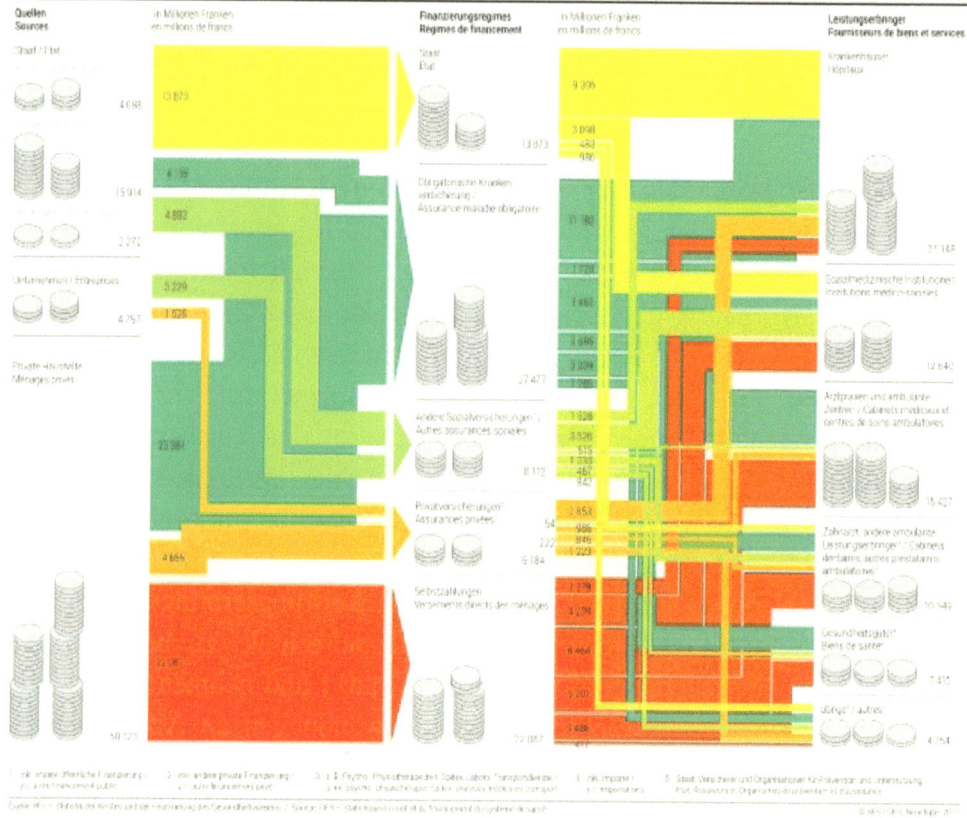

Kosten und Finanzierung des Gesundheitswesens 2015
Coût et financement du système de santé en 2015

Kommentar:

Linke Seite zeigt auf, welche finanzielle Quelle wieviel finanziert.

Rechte Seite zeigt wie die Finanzierung verteilt wird

Zusammengefasst die folgenden Feststellungen:

- Die Gesundheitskosten steigen seit 20 Jahren unkontrolliert.
- Rund 2,3 Mio Personen können die Krankenkassenprämien nicht mehr bezahlen und sind auf Prämienverbilligungen angewiesen. Diese sind bei den Kantonen sehr unterschiedlich ausgestaltet.
- 52% des Kostenanstiegs wird von Experten aus der Finanzbranche dem medizinischen Fortschritt, den Fehlanreizen, dem individuellen Mehrkonsum und der Bürokratie zugeschrieben.
- Das Gesundheitssystem hat einen hohen Komplexitätsgrad. Die wechselseitigen Beziehungen zwischen Leistungserbringern, Kostenträgern und Bund und Kantone führen zu einer Dynamik, die das Kostenwachstum stark beeinflusst. Mit einer verbesserten Koordination zwischen den Leistungserbringern könnte ein Einsparpotenzial – Heilungskosten – von 5% bis 8% der Gesamtkosten ausgelöst werden. Die Verwaltungskosten der Krankenkassen liegen bei 4%. Eine Kostenkontrolle kann Einsparungen bringen; 8% bis 12% sind realistisch; 10% bis 15% der administrativen Kosten. Das Einsparpotenzial bei den Ansprüchen der Patienten und Angehörigen beträgt rund CHF 6,8 Mrd. der Gesamtkosten.
- Das Gesundheitssystem wird stark vom Lobbying beeinflusst. Wesentlich sind die Vertretungen der Interessen im Parlament, zB auf der Kostenträgerseite der Pharma etc.; "Wess Brot ich ess, dess Lied ich sing".
- Der Vertragszwang der Krankenkassen verpflichtet diese mit den Ärzten abzurechnen, auch bei ungenügender Qualität
- Die stationären Spitalaufenthalte werden, im Unterschied zu ambulanten Behandlungen, teilweise von den Kantonen finanziert. Überhöhte Rechnungen vor allem für Erstklass-Versicherte sind weit verbreitet.

- Es ist unklar, was in der Medizin unter "Qualität" zu verstehen ist. Was bedeutet "Gebrauchsfähigkeit eines Produkts", "Erwartungen an die Dienstleistungen", "Genauigkeit der Diagnosen" oder "Wirksamkeit der Therapien"?
- Zuwendungen an Ärzte zur Unterstützung des Medikamentenverkaufs sind weit verbreitet, kommen aber immer mehr in die Kritik, weil der Zusammenhang zwischen Zuwendungen und Verschreibungen der entsprechenden Medikamente nachgewiesen ist. Ärzte und Helfer*innen lernen in Verkaufsseminaren, wie mit Gesprächstechniken Patientenbedürfnisse erzeugt und befriedigt werden. Es lebe der Verkäufermarkt.
- Die Finanzflüsse im Gesundheitswesen sind intransparent und kompliziert.

Die Finanzflüsse im Gesamtsystem werden in der folgenden Übersicht dargestellt:

Diagnose der einzelnen Elemente des Gesundheitssystems

- Politik, Bund und Kantone
- Sozio-Ökonomie
- Krankenkassen und Versicherer
- Leistungserbringer: Spitäler, Rehakliniken, Kurhäuser, Spezialisten, Ärzte, Pharmaindustrie, Therapeuten und Pflegeheime
- Patienten und Angehörige
- Demografie
- Qualität
- Wellness- und Ernährungsindustrie

Die folgenden Ausführungen sind in Kurzform gefasst.

Politik, Bund und Kantone

Seit mehr als 15 Jahren läuft die Diskussion um "mehr Wettbewerb oder staatliche Versorgung". Die Prämien haben sich in den letzten 20 Jahren verdoppelt. Eine starke Lobby im Parlament und insbesondere die Kantone verhindern Reformen. Das Gesundheitswesen ist eine politische Dauerbaustelle mit Minenfeldern. Es gibt wenig Bereitschaft in die Prävention zu investieren, obwohl ein Kosten-Nutzenverhältnis von 1:4 nachgewiesen ist. Die letzten beiden Lebensjahre eines Menschen kosten so viel, wie das vorherige Leben; je jünger jemand stirbt, umso teurer sind die letzten 2 Lebensjahre.

Eine Expertengruppe hat 38 Sparmassnahmen zu Handen des Bundesrats entwickelt. Es ist bekannt, was getan werden könnte. Die

Regierung hält sich zurück und macht erste Versuche Einsparungen umzusetzen. Betroffen sind das Referenzpreissystem und die Kostenkontrolle.

Sozio-Ökonomie

Das Gesundheitswesen ist der grösste Wachstumsmarkt, wo immer mehr Stellen geschaffen werden. 580 000 Arbeitsplätze gibt es im Gesundheitswesen, 13% des BIP. 62% der Kosten sind Personalkosten. Es gibt eine starke Zunahme von Spezialisten*Innen. Die Arbeitszeit-Vorschriften für Assistenzärzte sind auf 50 Wochenstunden begrenzt. Dies führt zu höheren Kosten. Ein Arzt kostet in der Ausbildung CHF 1 Mio.; die Zunahme der 50% Engagements bedeutet pro Stelle eine Verdoppelung der Ausbildungskosten. Seit 25 Jahren haben sich die Ärzteanzahlen mehr als verdoppelt. Stark fragmentierte Medizin und ständig wachsendes Wissen erschweren die Koordination. Die Wohlfühlmedizin hat starken Zuspruch; es gibt Überversorgung. Stationäre Patienten verursachen 44,7% der Kosten. Ambulante Patienten kosten rund 34,9%. Dazu kommen hohe Bürokratiekosten. Haupttreiber der Bürokratiekosten sind die Kantone und der Bund, gebunden an die entsprechende Gesetzgebung. Es gibt nur begrenzte Lernprozesse im Vergleich mit anderen Ländern. Der Wissenstransfer bei den Leistungserbringern fehlt.

Kostenträger und Versicherungen

Die Krankenkassen zahlen an Makler hohe Provisionen im Zusatz-versicherungs-Bereich. Beispiel: Ein Neukunde bringt CHF 1300.--, eine vier-köpfige Familie CHF 4 000.-- In der Zusatzversicherung ist dies möglich; die Anzahl der privat Versicherten ist auf rund 18% gesunken.

Privat Versicherte haben das Risiko der Überversorgung. Allgemein Versicherte dasjenige der Unterversorgung. Die Verrechtlichung steigt, weil das Risikomanagement und der Risikodialog zwischen Arzt und Patient fehlen. Das Care Management ist integrativ, wird aber zu wenig angewandt. Es fehlt die Koordination der vielen Gesetze; Krankheit und Unfall werden getrennt behandelt, auch bei Lohnausfall und Invalidität.

Leistungserbringer; Spitäler, Rehakliniken, Kurhäuser, Spezialisten, Ärzte, Pharmaindustrie, Therapeuten und Pflegeheime

Der Vertragszwang verteuert die Leistungen. Die Pauschalabrechnungen funktionieren nicht. Falsche Anreize bei den Abrechnungssystemen. Grosse Unterschiede bei den Operationskosten, je nach Standort und Versicherungsart. Unnötige Operationen, Behandlungen, Doppel- und vorschnelle Untersuchungen; Annahme bei 70 000 Operationen pro Jahr mit Durchschnittskosten CHF 10 000.-- ergeben bei 10% unnötigen Operationen ein Sparpotenzial von CHF 700 Mio. Gemäss santésuisse werden pro Jahr im Grundversicherungsbereich rund CHF 3 Mrd zu hohe Rechnungen von Spitälern gestellt. Wenn die Zusatzversicherung dazu kommt, steigt der Betrag auf CHF 3,5 Mrd. In Spitälern werden vor allem bei Knie- und Gelenkoperationen Minimalstandards bei der Anzahl geforderter Operationen nicht eingehalten, damit die Qualität der Operationsergebnisse stimmt. Santé suisse fordert nun gesetzliche Vorschriften. Die Widerstände in den Spitälern sind bereits spürbar.

Zu umfangreicher Katalog in der Grundversicherung. Das "Tarmedsystem" ist zu kompliziert, verbunden mit Uneinigkeit und Hoffnung auf Übereinkunft. Technische Leistungen sind überbezahlt. Zu viele Spezialärzte, 47 Spezialrichtungen, mit zu hoher Ärztedichte in Städten, Mangel auf dem Land. Gemäss WHO gibt es aktuell 13 600 Krankheitsbilder mit 79 500 Unterteilungen – ICD 10 Codes – da soll noch jemand den Überblick haben. Rechnungskontrollen bei Spezialisten haben gezeigt, dass Ärzte den Tarmed "kreativ" anwenden können; sie können aus einer effektiven Behandlungszeit von einer Viertelstunde ohne Probleme eine Stunde herausholen und glaubwürdig darstellen.

Die Einkommen der Chefärzte ist ein gut gehütetes Geheimnis. Die Rundschau von SRF1 hat im Februar 2018 Zahlen veröffentlicht, die von einem Salärspezialisten auf der Basis der Klinikabschlüsse/Bundesamt für Gesundheit 2015 gerechnet worden sind. Die Daten von 174 Spitälern zeigen, dass sich die Jahreseinkommen zwischen CHF 350 000.-- und CHF 1,5 Mio bewegen. Jeder vierte Chef- oder Belegarzt verdient mehr als 1,5 Mio. Die höchsten Einkommen liegen bei CHF 2,5 Mio. Berücksichtigt sind sämtliche Lohnnebenleistungen, zB Honorare als Professor, etc. Vor allem die variablen Lohnteile sind attraktiv, beispielsweise die Umsatzbeteiligung, die Möglichkeit Privatpatienten selber abzurechnen, das Betreiben einer eigenen Praxis, etc. Bemerkenswert ist, dass der Kanton Zürich die Saläre der Chefärzte publiziert hat. Die oben angesprochenen Punkte bestätigen sich. Ohne ins Detail zu gehen fällt auf, dass die Löhne für gleiche Funktionen – beispielsweise Chefarzt – eine Bandbreite von bis zu CHF 100 000.-- haben können. Dies ist Ausdruck der summarischen Lohnfestlegungen. Bei diesen starken Unterschieden gibt es starken Klärungsbedarf. Diese Lohnbänder könnten mit analytischen Funktionsbewertungen korrigiert werden. Doch die Verwaltungen sind von solchen Einstufungen sehr weit entfernt. Seriöse Lohnvergleiche oder Marktlöhne sind so nicht zu beurteilen. Anforderungs-, Leistungs-, Markt- und soziale Gerechtigkeit kann so nicht erzielt werden.

Kliniken der öffentlichen Hand haben zu tiefe Margen, um langfristig zu überleben; rund 6% ist die Marge, die von der Hälfte der Spitäler nicht erreicht wird; bei Privatspitälern liegen die Margen bei mehr als 10%.

Überteuerte Medikamente; die SchweizerInnen geben im Durchschnitt pro Jahr CHF 800.-- für Medikamente aus, ein Vielfaches im Vergleich zum Ausland. Vor allem Krebsmedikamente, marginaler Einsatz von Generika mit Sparpotenzial von CHF 500Mio; Generikas kosten doppelt so viel, wie im angrenzenden Ausland. 10% der Kosten sind von Medikamenten beeinflusst; vor allem Schmerzmittel. Die Abgabe von Schmerzmitteln hat in den letzten 30 Jahren sehr stark zugenommen; vor allem Opioide, die Abhängigkeiten auslösen. Rund 10% der Personen werden abhängig. Die Aufmerksamkeit bei den Ärzten ist gewachsen, weniger von Abhängigkeit auslösenden Medikamenten zu verschreiben. Ein Drittel der Patienten mit Depressionen spricht auf Antidepressiva nicht an. Der Effekt wird insgesamt als "klein bis mässig" beurteilt (University of Oxford 2017 – Basis sind 522 ausgewertete Studien mit 116 500 Patienten). Es gab eine Grippewelle, die mit Tamiflu bewältigt werden sollte. Ärzte verschreiben das Medikament weit verbreitet und Regierungen decken sich ein. Dies, obwohl internationale Studien die Wirksamkeit von Tamiflu anzweifeln.

Teure Zulassungsverfahren. Die Cholesterinbehauptung; Cholesterinsenker – z.B. Stetin-Gruppe – hat scheinbar geringen Nutzen; kein Nutzen zeigt sich bei gesunden Menschen zu 98%; Herzinfarkte werden zu 1,6% verhindert und Schlaganfälle zu 0,4%. Ähnliche Daten zeigen sich bei herzkranken Patienten. In den letzten 10 Jahren ist der Medikamenten-Verkauf von 1,4 auf 2,3 CHF Mio. angestiegen. Die "Verschreibungshäufigkeit" wird mit der Nähe der Ärzte zur Pharma in Verbindung gebracht.

"Doktor unzuverlässig" ist eine bekannte Erscheinung. Bei Untersuchungen wie Darm abhören, Schilddrüse abtasten, Gehör prüfen. Es entstehen sehr unterschiedliche Einschätzungen und trotzdem werden diese seit Jahrzehnten gemacht. Die Symptome werden unterschiedlich gedeutet; bei 4% bis 26% der Patienten mit Lungenentzündungen tönt es dumpf, was offensichtlich verschieden wahrgenommen wird. Der Test bei Rückenschmerzen soll zeigen, ob ein Bandscheibenvorfall vorliegt. Der Test wird empfohlen, liefert aber bei 60% falsche Ergebnisse, etc. Jedes Jahr werden in der Schweiz 16 000 künstliche Gelenke eingesetzt. Schätzungsweise gibt es in der Schweiz rund 600 000 Patienten, die an Abnutzungserscheinungen leiden, ein lukratives Wertschöpfungspotenzial.

Die Studie von avenirsuisse 2017 zur Spitalpolitik zeigt folgende Problemkreise auf: Die Spitaldichte ist zu hoch; 99,8% der Bevölkerung erreicht von ihrem Wohnort aus das nächste Spital in 30 Minuten. Wegen der Verlagerung von Stationär auf Ambulant gibt es in verschiedenen Kantonen bereits "Strategiepapiere" zur Schliessung von Regionalspitälern oder zur Zuteilung ausschliesslich ambulanter Operationen. Im ersten Halbjahr 2018 haben sich erneut weniger Patienten*innen stationär behandeln lassen. Der Anteil "ambulant" liegt bei 10%, in Holland sind es 40%. Das Zürcher Waidspital mit minus sieben Prozent und das See-Spital mit minus zehn Prozent. Gleiche Trends auch bei Hirslanden und im Spital Limmattal. Es wird auch festgestellt, dass Spitäler Kooperationen untereinander oder mit Drittanbietern suchen. Wenn "ambulant" vor "stationär" landesweit eingeführt wird, ist es möglich, dass Spitäler Wertbereinigungen vornehmen müssen. Die Chefs von Privatspitälern kommen unter Druck und müssen handeln um die Rentabilität zu sichern. Bereits ist erkennbar, dass die Zahl der stationären Patienten rückläufig ist. Spezielle Aktionen bei Belegärzten sind die Folge, was bei übrigen Spitälern nicht gut ankommt. Die Schwierigkeit ist auch, dass viele Privatspitäler immer noch zu wenig Allgemeinversicherte aufnehmen; eine übliche Quote liegt bei rund 30%. Die CEOs der Privatspitäler wollen die Effizienz steigern; beispielsweise bei allen Kliniken einer Spitalgruppe ambulante Einheiten andocken, die Administration zentralisieren, die Materialkosten senken oder die Geschäftsprozesse verschlanken.

Die Kantone verfügen über Macht bezüglich Spitäler; wichtige Arbeitgeber und Steuerzahler. Die Folge ist teure Überversorgung. Die Spitallisten sollten abgeschafft werden. Die Qualität eines Spitals müsste das Kriterium für die Existenz eines Spitals sein. In der Praxis funktioniert die Spitalfinanzierung nicht; Fallpauschalen für alle stationären Eingriffe und freie Spitalwahl. Globalbudgets werden von den Ärzten abgelehnt, obwohl in der Westschweiz damit gearbeitet wird. Die Angleichung der Basistarife findet nicht statt. Die Spitalplanung durch die Kantone ist problematisch, wegen vielfältigen Interessenkonflikten. Die kantonalen Unterschiede bei den gemeinwirtschaftlichen Leistungen (Abgeltung für spezielle Services der Spitäler zugunsten der Allgemeinheit) sind gross. Der Anteil Patienten, die sich ausserkantonal behandeln ist klein und dümpelt bei rund 20%. Rund ein Drittel der rund CHF 80Mrd fliesst in stationäre und ambulante Spitalbehandlungen. Die politischen Widerstände für Reformen im Spitalwesen sind gross. Wer zusatzversichert ist, übernachtet eher im Spital als andere Patienten. Im Notfall sind es im Kanton Zürich 24%, bei planbaren Operationen 38% und bei planbaren Kurzaufenthalten sind es 44%, die im Spital übernachten.

Ein spezielles Kapitel betrifft das Verhältnis von Arbeitgeber zu Arzt; vor allem in der Psychiatrie. In der Schweiz sind rund eine halbe Million Personen in psychiatrischer Behandlung; vier Fünftel sind im Arbeitsprozess. Jeder zweite Patient hat Probleme am Arbeitsplatz. Die häufigsten Leiden sind Depressionen, neurotische Störungen oder Persönlichkeitsstörungen. Das Netz ist sehr gut ausgebaut. Auf 2000 Einwohner kommt ein Psychiater. Dazu kommen Tausende von Psychologen, die therapeutisch tätig sind. Die Ressourcen werden zu wenig dafür eingesetzt, die Betroffenen im Arbeitsprozess zu halten. Die Hälfte der jährlich ausgerichteten Renten der Invalidenversicherung werden wegen psychischer Leiden ausgesprochen. Die Patienten werden im Durchschnitt ein halbes Jahr krankgeschrieben. Die häufigste Intervention ist das Ausstellen von Arbeitsunfähigkeitszeugnissen. Die Ärzte räumen ein, dass sie die Patienten länger krankschreiben als nötig ist. Probleme am Arbeitsplatz sind die Beweggründe. Das Hauptproblem ist der mangelnde Kontakt zwischen Arzt und Arbeitgeber. Diese Analyseergebnisse beruhen auf einer Untersuchung des Bundesamts für Sozialversicherung. Hier fallen Tag-Geldkosten und vor allem die

Invalidenversicherung ins Gewicht. Diese werden eher zu wenig hinterfragt, da viele Sozialversicherungen involviert sind.

Patienten und Demografie

Immer mehr Patienten wollen mehr Untersuchungen und sofort, da die Werbung diese Botschaften suggeriert; vor allem im ambulanten Bereich. Ambivalentes Verhalten der Patienten und der Angehörigen. Privat Versicherte sind öfter und schneller stationär im Spital, mit übersetzten Operationskosten. Zum Teil gibt es Phantasiehonorare, mit Rechnungsstellungen, die nicht akzeptiert werden.

Jeder vierte Arbeitnehmer leidet an "Burnout". Die Kataloge der Krankheitsbilder werden immer länger; für die Psychiatrie sind fünf weitere Krankheitsbilder entwickelt worden. Dies erhöht die Möglichkeit Patienten mit neuen Krankheiten zu verbinden. 50% der Bevölkerung ist zu dick – nach BMI, beim Bauchumfang nur 27% – Tendenz früher zu operieren. Zunahme der Ess-Störungen. Zu wenig Eigenverantwortung mit fehlendem selber Tragen der Kosten. Zurück zu führen auf fehlende Ausbildung über Gesundheit, Gesunderhaltung und die Funktion des Körpers selbst. Seit 2010 hat der Konsum von Medikamenten um 17% zugenommen; vor allem Schmerzmittel und Psychopharmaka. Mangelhafte Datenlage und Interpretationsfähigkeit bei den Patienten. Die Prämienschulden steigen; 2015 können 134 000 Versicherte die Prämien nicht bezahlen – 2012/ 85 000 – Ausfälle von CHF 285 Mio. Zunahme der Überalterung/Demenz; Lebenserwartung ab 65 bei Frauen plus 22 Jahre, bei Männern plus 19 Jahre. Die Gesundheitskosten bei Hochbetagten nehmen eher ab, bei Jungen stark steigend.

Heute gibt es in der Schweiz 1,5 Mio Rentner. 2045 werden es 2,7 Mio sein. Der Betreuungs- und Pflegebedarf wird stark ansteigen. Heute brauchen 260 000 Menschen über 65 Unterstützung. 2013 haben, vorab Frauen, 63 Mio Arbeitsstunden für Betreuungs- und Pflegearbeit bei Verwandten und Bekannten aufgewendet – Studie Paul-Schiller-Stiftung 2018 – Die Schweiz ist sozialpolitisch schlecht auf die sich abzeichnende Zukunft vorbereitet. Die Betreuung zur Pflege im Alter ist nicht gesetzlich geregelt. Wer nicht im Sinne des Krankenversicherungsgesetzes pflegebedürftig ist, muss die Betreuungsleistungen selber bezahlen, eine Zusatzversicherung haben oder auf die Unterstützung der Bekannten setzen können. Bei den hohen Kosten der Alters- und Pflegeheime und der zunehmenden Anzahl Menschen, die sich eine Betreuung nicht leisten können, braucht es politische Lösungen. Diese sind in weiter Ferne; Möglichkeiten wären: Verankerung im KVG, Ergänzungsleistungen ausbauen, neue Pflege- und Betreuungsversicherung oder Weiterentwicklung der Hilflosenentschädigung. Hier gibt es Kostensparpotenzial. Pflegeversicherungen sind teuer und haben wenig Versicherte. Es sind Langzeit-Pflegefälle, die in den Strukturen nicht am rechten Ort untergebracht werden können und hohe Kosten verursachen.

Qualität

Zu viele Geräte sind im Einsatz; unnötiger Einsatz von Technologien; im Kanton Zürich allein gibt es mehr MRIs als in der Schweiz nötig wären, im Vergleich zu Schweden und Norwegen. 2018 gibt es in der Schweiz 330 Computertomografen, doppelt so viele wie noch vor 20 Jahren. Die Nebenwirkungen der Einsätze sind wegen den Strahlungen zu beachten; ein einziges Bild eines Schädels oder Brustkorbs entspricht der natürlichen Strahlung für Personen während eines Jahres. Pro Jahr werden rund eine Million Untersuchungen gemacht. "Wer sucht, der findet".

Wenn die Bilder zusätzliche Probleme zeigen, werden weitere Abklärungen eingeleitet. Aus dem Ausland weiss man, dass 20% bis 30% der Computertomografien unnötig sind; in der Schweiz gibt es dazu keine Zahlen. Fehlendes Qualitätsmanagement mit fehlender Fehlerkultur; gesetzlicher Auftrag. Fehlende Definition und plausible Informationen zur Qualität, die für Patienten, Kassen, Spitäler und Ärzte zugänglich sind. 50% der Diagnosen sind ungenau, ¼ falsche Therapien. Unnütze Tests und vorschnelle Zweit-Untersuchungen – 37% haben die Untersuchung schon gehabt, bei 53% keine Massnahmen nötig – Ärzte als Zuweiser bei Kollegen und Spitäler zur Absicherung – Durchlauferhitzer – Die Hälfte der Fehler in Spitälern sind falsche oder nicht mit anderen in Kombination verträgliche Medikamente. Verschreibung von Psychopharmaka bei mittleren Depressionen bei 60% durch Hausärzte, statt Zuweisung zur Psychotherapie. Starker Anstieg der "Leistungen in Abwesenheit der Patienten"; 2016 CHF 450 Mio. Zunahme der Antibiotikaresistenzen, vernachlässigte Forschung, rund 300 Todesfälle jährlich.

Das Thema "Qualität" wird von Professor P. A. Clavian in der NZZ vom 17.8.18 am Thema "Wie Chirurgen von den Besten lernen können" aufgenommen. Die Schweiz, mit dem "besten Gesundheitssystem der Welt" liegt beim Sterberisiko nach einer Operation an neunter Stelle von 28 untersuchten Nationen. An erster Stelle ist Finnland, gefolgt von Island, Norwegen und Schweden. Im Umfeld der Schweiz bewegen sich Deutschland, Grossbritannien, Serbien oder Slowenien. Benchmarking, eine Methode die in der Industrie sei vielen Jahren eingesetzt wird, ist dargestellt und für die Umsetzung empfohlen. Das Risiko von Komplikationen muss gesenkt werden. Je kleiner die Spitäler, desto grösser sind die Bedenken und Widerstände. Es bleibt, trotz bestehender Qualitätsorganisationen, viel zu tun.

Im übrigen muss festgehalten werden, dass von 2012 bis 2016 in den rund 1550 Altersheimen die Hälfte des qualifizierten Personals abgebaut worden ist. Dies ist sehr erstaunlich. Weniger erstaunlich ist, dass die Qualität der Pflegeleistungen stark leidet. Auch die Prozesse in den Heimen – zB die Einsatzplanung, die Koordination zwischen den Heimen, etc. – haben ein grosses Sparpotenzial, wenn bessere Koordination mit den Ärzten, Kommunikation, Medikation und Information der Angehörigen erfolgt. Aktuell beträgt die leere Bettenzahl mindestens 5 000. Weiter wird vom Bundesamt für Gesundheit berichtet, dass den Betagten ungesetzlich hohe Tarife verrechnet werden; dies ist bei einem Drittel zwischen 2012 bis 2016 der Heime der Fall. Weil den Heimen für die Pflege Geld fehlt, sind Kosten von der teuren Hotellerie umgeschichtet worden, was gegen das Gesetz ist. Der Verdacht auf Querfinanzierung besteht schon seit längerer Zeit. Der Preisüberwacher sieht Indizien für illegale Taxen.

Wellness- und Ernährungsindustrie

Ernährungsangebote, die auf Fett und Zucker ausgerichtet sind. Schweizer*innen konsumieren im Durchschnitt 38kg Zucker pro Jahr und Person. Eine mögliche Zuckersteuer wurde im Parlament wuchtig abgelehnt. Andererseits ist jedes fünfte Kind übergewichtig, Tendenz steigend. Die Probleme im höheren Alter sind absehbar. In der "Informationsgesellschaft Erfrischungsgetränke" lobbyieren sechs Parlamentarier*innen für die Zuckerindustrie und sind gleichzeitig in der Gesundheitskommission tätig. Widersprüche oder Interessenkollisionen sehen die Betroffenen nicht. Wichtig ist auch die Verbindung zur Bauernlobby; der Anbau von Zuckerrüben bei den subventionierten Bauern wird stark unterstützt. Die Parlamentarier argumentieren, dass die Konsumenten schon wissen, was für sie gesund ist. Staatseingriffe werden abgelehnt. Der Schutz der Arbeitsplätze wird ins Feld geführt und die Selbstverantwortung wird ins Zentrum gestellt.

Zu viele Wellnessangebote; Überversorgung. Starke Zunahme von Heilpraktikern und esoterischen Angeboten. Zu hohe Honorare von Heilpraktikern führen zur Zahlungsverweigerung bei. Krankenkassen. Das 17 Jahre alte Mädchen ist zum "Esoterikstar" aufgestiegen. Erwachsene füllen die Vortragssäle, lauschen den erlauchten Worten und kaufen die Bücher. Die Aufgeklärten erscheinen nicht in Sektierersandalen; sie sind wie Du und ich. Auf der Suche nach dem Sinn des Lebens, ausserhalb des Konsumrausches?

E-health und E-Commerce

Mangelhafte Datenlage bei den Patienten und bei den Leistungserbringern über die Krankheitsgeschichte; elektronische Patientenkarten sind im Anfangsstadium. Ab 2020 wird das elektronische Patientendossier in Spitälern obligatorisch; in der Westschweiz gibt es positive Anfangserfahrungen und Basel hat aktuell damit gestartet;

die Patienten müssen dafür ihr Einverständnis geben. Die Hoffnung auf verbesserte Effizienz wird genährt. Ungenügende Angebote bestehender Spitalfinder. Spitallisten bilden die Infrastruktur ab. Apps "Spitalfinder" – den geeigneten Spital selber finden – sind in Entwicklung, aber noch mit ungenügenden Angeboten und Entscheidungskriterien.

Eine Einschätzung von IBM 2017 geht davon aus, dass die Menge ausgetauschter medizinischer Daten innerhalb von zwei bis drei Jahren um den Faktor 200 erhöht wird. Der angehende Patient wartet künftig nicht mehr nur auf ärztliche Befunde, er tauscht sich über soziale Kanäle aller Art laufend aus und macht sich so schlauer. Weiter wird es viele Applikationen für ein umfassendes Gesundheitsmanagement geben. Prävention, Früherkennung von Krankheiten und die laufende Überwachung von Körperfunktionen durch allerlei Gadgets werden wichtiger. Heute leistet die Künstliche Intelligenz bei der Stellung von Diagnosen mindestens gleich zuverlässige Ergebnisse wie die Spezialärzte – NZZ, 27.1.18 – Die Folgen andauernder Überwachungsmöglichkeiten auf die Persönlichkeit sind offen. Helsana bietet als erste Krankenkasse ein "Gesundheitsapp" an. Mitglieder können über ihr vorbildliches Verhalten Punkte gewinnen, die zu Abzügen bei den Prämien führen können. Das Echo in der Presse ist gross und weitgehend negativ.

Die stichwortartig aufgeführten Zustände der einzelnen Elemente wirken wechselseitig aufeinander ein und führen zu höheren Kosten. Es handelt sich um sich aufschaukelnde Wirkungen. Die systemstabilisierenden Wechselwirkungen bleiben auf der Strecke. Vorerst entsteht im Gesundheitssystem ein Wirrwar um die Gesundheit. Davon handelt das nächste Kapitel.

Wirrwar im Gesundheitssystem

Das Gesundheitswesen umfasst nicht nur die Kosten für Behandlungen, sondern auch jene für Lohnausfall und Invalidität bei Unfall und Krankheit. Insgesamt werden 29% der Kosten für Behandlungen ausgegeben; 71% fallen für Lohnausfall und Invalidität an. Damit macht die soziale Sicherheit 24,5% des Bruttosozialprodukts aus und ist der grösste Ausgabenposten. Diese Ausgaben steigen seit Jahren an. In den Medien wird aber häufig nur von den 29% Kosten für Behandlungen berichtet, was nicht zu einer vollständigen Betrachtung sondern zu Verwirrungen führt.

Es ist schwierig den Überblick zum Gesundheitssystem zu halten. Klar ist trotzdem, dass die wichtigsten Kostentreiber die Bundesämter, Kantone und Leistungserbringer wie Spitäler, Ärzte etc. sind. Sie nehmen Einfluss auf Sozial- und Privatversicherer, Politik, Verbände, Kranken- und Militärversicherung. Selbst die EU nimmt Einfluss über die Bilateralen Abkommen mit der Schweiz. Saisonniers können sich und ihre Angehörigen in der Schweiz versichern. Weiter führt die zunehmende Verrechtlichung der Medizin zu Haftpflichtforderungen, die bei nicht erfüllten Erwartungen gestellt werden.
Die Prävention ist im komplexen Gefüge der Medizin viel zu wenig beachtet. Beim Reparieren ist die Medizin weit fortgeschritten, bei der Vorsorge gibt es Nachholbedarf. Die Gesundheitskosten könnten durch gezielte Prävention erheblich gesenkt werden. Das Kosten-Nutzen-Verhältnis liegt bei 1 zu 4 zu Gunsten der Prävention. Diese Optik vertreten die Beratungsstelle für Unfallverhütung und Gesundheitsförderung Schweiz. Daher müssten allerdings die Investitionen in die Prävention erhöht werden. Die Hoffnung auf Kostensenkung ist auch bei E-Health – Ernährungs- und Wellnessindus-

trie – weit verbreitet und schliesst sich den Gedanken der Gesundheitsprävention an.

Welche Aspekte sind bei der Betrachtung des Gesundheitswesen von entscheidender Bedeutung? Die Lebenserwartung und auch die Möglichkeit Leben zu erhalten oder zu verlängern sind wichtige Punkte der modernen Medizin. Daneben spielen aber auch ökonomische Gesichtspunkte eine grosse Rolle. In diesem Zusammenhang sind die Leistungserbringer wichtig. Nebst den Vertretern der Schulmedizin gehören auch die Komplementärmedizin und die Lifestyle-Medizin dazu. Diese Elemente im Gesundheitssystem beinhalten kostensteigernde Aspekte. In der Schulmedizin sind es die Spezialisierungen, mit hohen Anzahlen an Facharzttiteln. Prävention und Diagnostik sind Aspekte, die dank besseren Kenntnissen, Analysen und neuen Methoden zu einer Steigerung der Kosten beitragen. Die Spezialisierung löst auch zusätzlich entsprechende Assistenzen aus. Die Medizin löst auch psychologisierende Effekte aus; man kann von psychischen Stigmatisierungen sprechen, vor allem wenn der Mediziner mit seinem "Latein am Ende" ist. Die moderne Zeit führt über die beruflichen und privaten Belastungen immer mehr zu "Burnouts" oder Depressionen. Man kann davon ausgehen, dass diese Krankheiten bei rund einem Viertel der Bevölkerung angekommen sind. Die Schulmedizin verschreibt in solchen Fällen Antidepressiva, auch wenn es um schwache Depressionen geht. Schlafmittel, Schmerzmittel und Antidepressiva gehören zu den meist verschriebenen Medikamenten der Neuzeit, bei einer starken Zunahme von pharmazeutischen Verschreibungen in den letzten Jahren.

Der Regulator hat durch die Trennung von Unfall und Krankheit in der Schweiz eine zusätzliche Spezialität geschaffen, die im Ausland oft verwundert zur Kenntnis genommen wird. Allein schon die Diskussion, ob es sich um eine Krankheit oder einen Unfall handelt führt zur Frage, wer die Kosten zu tragen hat.

Der Gesundheitsmarkt ist der grösste Markt der Schweiz, mit starkem Wachstum. Dies hat Auswirkungen auf die rechtliche Seite, in Bezug auf die erbrachten oder nicht erbrachten Leistungen. Das Medizinrecht gilt heute als Spezialgebiet für juristische Aktivitäten. Ein schnell wachsender Markt zieht aber auch neue Leistungsträger an, die als Fachpersonen auftreten, manchmal auch als Glücksbringer. Es gibt bereits Krankenkassen, die Leistungen und Rechnungen von solchen Therapeuten nicht mehr akzeptieren, weil sie als überrissen erscheinen. Die Folge ist, dass die Patienten einen grösseren Teil der Rechnungen selber bezahlen müssen.

Das Gesundheitswesen Schweiz kränkelt vor allem bei der Koordination der Akteure und der Überforderung. Viele sind wegen den neuen Informationen und unterschiedlichen Meinungen überfordert. Es stellt sich die Frage: "Was würde der Patient wollen, wenn er wüsste, was er braucht"? Die Überforderungen sind aber auch bei Ärzten sichtbar. Gesundheit ist ein Anbietermarkt; es gibt eine grosse Anzahl von Dienstleistungsangeboten, die von der klassischen Schulmedizin über die Komplementärmedizin bis zu Heilpraktiken führen und häufig Ratlosigkeit auslösen.

Braucht es "Case Manager", die Patienten auf den Weg zur Heilung bringen können? Können solche Interventionen auch Kosten senken? Dieser Ansatz führt zum "Care Management", einer umfassenden Betrachtung, wo nebst den Behandlungskosten auch Faktoren wie Lohnausfall und Invalidität einbezogen werden. Das Gesundheitssystem braucht Risikomanagement und den Risikodialog. Patienten werden mündiger und wollen mitbestimmen, was gemacht werden soll und kann. Investierte Mittel können so zielgerichteter verteilt und damit können auch Kosten reduziert werden. Die Vorteile des Care Management lassen sich belegen. Rascher Zugang zu den benötigten Spezialisten, ohne viele Umwege über Hausärzte und viele Therapien, bringen bei einer Woche Arbeitsausfall Einsparungen von CHF 2 000.-- bis 3 000.- ohne die daraus entstehende Wertschöpfung zu vergessen. Volkswirtschaftlich eine zu fördernde Massnahme.

Das Internet beinhaltet viele Gesundheitsinformationen. Patienten können mit vorgefassten Meinungen zum Arzt in die Sprechstunde kommen. Es ist aber immer wahrscheinlicher, dass die Patienten mit relevanten Information beim Arzt erscheinen. Die Ressourcen und Beurteilungen werden über solche Prozesse immer mehr hinterfragt. Ein Risikodialog ist bei solchen Voraussetzungen umzusetzen. Politische und finanzielle Strukturen müssen immer mehr überprüft und auf eine ganzheitliche Betrachtung ausgerichtet werden. Wenn durch eine unterlassene Behandlung eine 50%ige Leistungsunfähigkeit entsteht, sind die Kosten zur Behandlung mit diesen zu vergleichen. Dies führt letztlich zu einer volkswirtschaftlichen Betrachtung im Gesundheitswesen.

Die Fehlanreize sind ein weiteres Moment für Verwirrungen. Fehlanreize, wie sie heute bestehen und die Tatsache, dass Leistungserbringer oft zu wenig Alternativen aufzeigen, auch der Künstlichen Intelligenz unterlegen sind, führen dazu, dass viele Patienten zu spät kritisch betrachten, ob eine Leistung notwendig war oder nicht. Diesbezüglich kann von einer Zwei-Klassengesellschaft ausgegangen werden, die strikt trennt, was wem zugänglich ist und wer es nicht mehr bekommt.

Wichtig ist auch, dass die Rolle der öffentlichen Hand kritisch betrachtet wird. Wie weit ist es richtig, dass man gleichzeitig Leistungsanbieter ist, aus den öffentlichen Geldern Subventionen bezahlt und privatisierte öffentliche Spitäler entsprechende Dividenden oder Renditen verlangen. Es gibt immer weniger Personen, die sich eine halbprivate oder private Versicherung leisten können. Selbst im Kanton Schwyz gibt es mehr als 26 000 Personen, die eine Prämienverbilligung erhalten. Gesamtschweizerisch ist dieser Trend steigend. Wie schon angesprochen ist unklar, was in der Medizin "Qualität" bedeutet. Der Risikodialog mit Leistungserbringern und Patienten, gegebenenfalls mit den Angehörigen, könnte dazu beitragen. Verwirrungen könnten so ausgemerzt werden. In diesem Zusammenhang sind auch Kosten-Nutzenüberlegungen anzustellen. Die Entscheidungen für Interventionen müssen von den Betroffenen mitgetragen werden, inklusive jener Stellen, die die Kosten zu bezahlen haben. Einzelne Aspekte und Elemente werden immer wieder als Kostentreiber lokalisiert; die Verwaltungskosten bei Krankenkassen sind knapp 5%, die Medikamentenpreise machen rund 8% der erwähnten 29% aus. Wir müssen lernen, das Gesamtaugenmerk auf die hohen Kosten zu legen, statt auf die tiefen Kosten. Die Kostenreduktion darf nicht zu einer minderen Qualität führen. Man geht davon aus, dass bis zu CHF 6 Mrd gespart werden kann, ohne Einbussen bei der Qualität. Die Neuausrichtungen der Gesundheit müssen auch politisch tragbar sein. Es geht darum allen Bürgern qualitative Medizin anzubieten, die letztlich zahlbar ist.

Entwirrung ist möglich, wenn die Aufgabenteilung klar ist, wie dies die folgende Grafik zeigt:

Aufgabenstränge des CH-Gesundheitssystems ✚

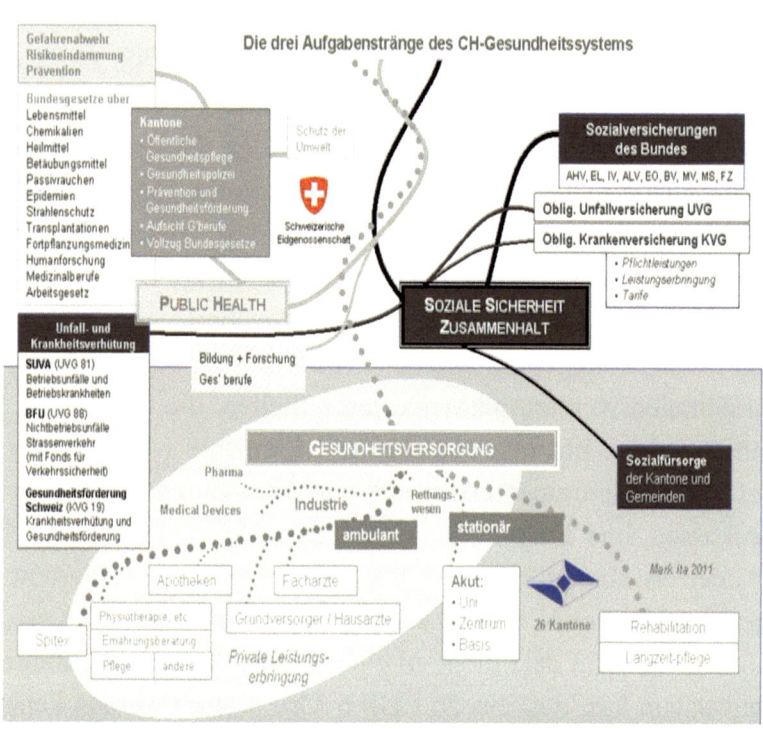

Die drei Aufgabenstränge des CH-Gesundheitssystems

Quelle: GPI 1/2011

Zusammenfassung zum Wirrwar:

- Irritationen und Wirrwar entstehen vor allem bei:
- Den Ausgaben für Gesundheit; 29% für Behandlungen, 71% für Lohnausfall und Invalidität.
- Die Kostentreiber sind Kantone, Leistungserbringer und Patienten.
- Die Prävention wird, trotz interessanten Zahlen, zu wenig beachtet.
- Für das Gesundheitssystem sind die Lebenserwartung und die Leistungserbringer von grosser Bedeutung.
- Der Regulator trennt nach wie vor Unfall und Krankheit und hat andere Preise z.B. Meniskuseingriffe.
- Der Gesundheitsmarkt ist in der Schweiz der grösste Markt.
- Das Gesundheitswesen kränkelt vor allem an der mangelnden Koordination der Player.
- Der Einsatz von Case Manager und das Care Management sind zu wenig ausgebaut.
- Das Internet trägt auf der Ebene der Information wesentlich zum Wissen über Gesundheit bei.
- Fehlanreize sind für das Gesundheitssystem wesentlich bei der Kostensteigerung.
- Die öffentliche Hand spielt im Bereich der Spitäler eine wesentliche, dominante Rolle und ist grösster Anbieter. Reformen werden verhindert.

"Taschenspielertricks" bei einzelnen Elementen im Gesundheitswesen

Taschenspieler arbeiten mit Tricks und doppeltem Boden. In der Wissenschaft kommt es immer wieder zu Tricks, in dem Zahlen aus der Statistik so lange verändert werden, bis sie in das Schema hineinpassen, welches die Forscher vor Augen gehabt haben. Wir leben im Zeitalter von "fake news" wo es immer schwieriger wird, die Tatsachen von den Unwahrheiten zu trennen. Gibt es diese Phänomene auch im Gesundheitswesen? Hier geht es darum, dass der "schwarze Peter" als Verursacher steigender Prämien immer bei den anderen gesucht wird. Im Folgenden wird bei verschiedenen Themen aus dem Gesundheitswesen, den meist genannten Kostentreibern, genauer hingeschaut und geprüft, welche "Taschenspielertricks" geortet werden können.

Bei den Kantonen ...

Die Kantone müssen die Kosten für ihre Spitäler reduzieren. Vorschläge gibt es zu den ambulanten Behandlungen. Diese sollen den stationären Behandlungen vorgezogen werden. Was bedeutet dies für die versicherten Patienten und die Steuerzahler? Die Spitäler haben weniger Einnahmen. Die Defizite der öffentlichen Spitäler müssten sinken.

Die Frage stellt sich, ob die Infrastrukturen so noch ausgelastet werden können. Können die Spitäler die Personal- und Infrastrukturkosten decken? Es gibt bereits Spitäler, die Werbekampagnen aufgleisen und Belegärzte für stationäre Operationen gewinnen wollen. Führt die Verlagerung auf die ambulanten Behandlungen zu Überkapazitäten und letztlich zu Schliessungen von Spitälern? Würden die Defizite wieder grösser und müssten diese von der öffentlichen Hand getragen werden? Die Diskussion zur Verlagerung vom stationären in den ambulanten Bereich ist in vollem Gang. Die Lösung wäre: einheitliche Finanzierung. Die Kantone würden künftig sowohl ambulante als auch stationäre Behandlungen mitfinanzieren. Da gibt es nun ein Gerangel zwischen Curafutura und Santésuisse. Eine Subkommission des Nationalrats diskutiert, wie ein solches Modell aussehen könnte – Kanäle, in welche die Kantonsgelder in den ambulanten Bereich fliessen sollen – und am 19.4.18 beschäftigte sich erstmals die ganze Kommission mit dem Thema. Nach Curafutura sollten 8 bis 10 Mrd Franken, die heute in den stationären Bereich fliessen, in den Risikoausgleich einbezahlt werden. Santésuisse will, dass die Kantone von den Rechnungen die ein Arzt, ein Spitalambolatorium oder eine Physiotherapie stellen, zu rund 22% übernommen werden. Die von Santésuisse in Auftrag gegebene Studie unterstützt selbstverständlich die entsprechende Version. Man kann gespannt sein, wie es weiter geht. Offizielle Erfahrungen mit der Verlagerung von Stationär auf Ambulant – Kantone Luzern und Zürich – zeigen Einsparungen auf.

Bisher haben die Stimmbürger immer wieder gegen die Schliessung von Spitälern gestimmt. Die zuständigen politischen Behörden könnten abgewählt werden, mit Ausnahmen. Eine Verlagerung auf die Ambulanz führt automatisch dazu, dass die Krankenkassen die Kosten übernehmen müssen. Damit gibt es vielleicht unmittelbare Auswirkungen auf die Prämienerhöhungen. Die Kantone würden als Ausgleich kaum die Steuern senken. Es gäbe wohl keine Mischrechnung für die Versicherten und die Bürger.

Sich operieren lassen, wo die Tarife günstig sind, ist vielleicht eine Option zur Kostensenkung. Dies würde allerdings bedeuten, dass die Patienten bereit sind, sich ausserkantonal behandeln zu lassen; die aktuelle Quote beträgt nur 20%.

Eine weitere Option ist sicher die Einführung von Globalbudgets, wie es schon einige Kantone tun. Die Folge wäre eine Deckelung der Kosten, so wie dies in der Industrie seit Jahren praktiziert wird. Die kantonalen Spitalplanungsbehörden könnten überrissene Arztrechnungen zurückweisen. Weiter könnte auch eine ausgebaute Kompetenz des Bundesrates helfen, dass die Kantone sich einer gesamtschweizerischen Entscheidung beugen müssten, ohne Anrufung eines Schiedsgerichts. Die Kantone steuern heute CHF 15 914 Mio an die Kosten bei. Davon fliesst auch Geld zu dem Kanton gehörenden Spitäler. Wenn überzählige oder nicht ausgelastete Häuser geschlossen würden, könnten sicher 5 Mrd. eingespart werden, bei gleichbleibender Qualität.

Bei den Ärzten …

Ärzte sind in der Regel Kostentreiber. Alles Mögliche wird abgeklärt, häufig auch mehrfach. Weiterleitungen an Arztkollegen sind Alltag. Ratsam ist zwischen Hausärzten, Spezialärzten und Spitalärzten zu unterscheiden. In Abhängigkeit der sozialen Rolle haben diese Arztkategorien in verschiedener Art Einfluss auf die Kosten und die steigenden Prämien. Dazu gehören auch Apparaturen, die ohne Zweckbestimmung eingesetzt werden. Ab 2019 sollen nur noch speziell ausgebildete Ärzte überprüfen, ob eine 75 jährige Personen noch Autofahren darf. Die Untersuchung würde das doppelte

45

Kosten. Es melden sich bereits Interessenten der kantonalen Kontrolleure, weil nur diese die Fahrkompetenz abklären können.

Es ist zu berücksichtigen, dass die Ärzte meist Unternehmer sind, die nebst den erwirtschafteten Honoraren auch Infrastrukturkosten zu finanzieren haben. Die Ärztedichte unterscheidet sich von Stadt zu Land. Je höher die Ärztedichte ist, desto höher sind die erwirtschafteten Honorare; je mehr Spezialisten im Markt auftreten, desto höher sind die Kosten. Es ist schon erstaunlich, dass bei "Überangeboten" medizinischer Leistungen auch die Preise steigen; Überangebote führen in der Regel zu tieferen Preisen. Der Bundesrat hat zum zweiten Mal bei den Tarifen für Spezialärzte und Spitäler interveniert und eine Reduktion der Tarife im ambulanten Bereich angeordnet. Er verspricht sich eine Einsparung von ca CH 470 Mio. Die Prämien sind für 2018 um ein Prozent tiefer ausgefallen. Die Betroffenen können nun an ein Schiedsgericht gelangen, wenn – aus ihrer Sicht – die Tarife die Kosten einer Behandlung nicht mehr decken. Das Bundesamt für Gesundheit muss explizit auf diese Möglichkeit hinweisen. Es ist anzunehmen, dass von der Anrufung des Schiedsgerichts, auf der Basis des geltenden Gesetzes, Gebrauch gemacht wird, mit der Folge, dass die Krankenkassen Prämien wieder ansteigen werden; es wäre nicht das erste Mal. Welcher Berufsstand hat schon die Möglichkeit über Juristen gesteuert die Preise seiner Dienstleistungen anzufechten?

Die Marktmechanik hat auch mit den nachfragenden Patienten zu tun. Patienten sind häufig unkritisch und sehen im Arzt immer noch einen "Halbgott in Weiss", der in manchen Fällen sogar als unfehlbar gilt. Dies obwohl bekannt ist, dass Diagnosen häufig falsch sind und die Therapien zu einseitig angesetzt werden. Die Anzahl beschriebener Krankheitsbilder – von der OECD sind rund 13600 Bilder beschrieben – steigen weiter und machen die Situationen noch komplexer und undurchsichtiger. Dass bei diesen Voraussetzungen Ärzte überfordert sein können, ist verständlich. Die schlauer und kritischer werdende Bevölkerung wird, auch dank des Internets, in Zukunft kritischer auftreten und zur Kostensenkung beitragen. In der heutigen Zeit kann davon ausgegangen werden, dass es noch zu viel "gelernte Hilflosigkeit" bei den Patienten gibt, oder dass die gesundheitlichen Benachteiligungen so stark sind, dass die Patienten sich den Ärzten anpassen. Es werden zu viele Medikamente verschrieben, die von den Patienten weggeworfen oder nicht eingenommen werden. Der volkswirtschaftliche Schaden wird auf rund CHF 4 Mrd geschätzt. Ärzte treten auch als Apotheke auf; sie verschreiben Medikamente, die von der Pharma marketingmässig gefördert werden. Dazu gehören auch Zuwendungen der Pharmaindustrie an Ärzte, die prompt höhere Verschreibungsraten auslösen. Eine Studie in den USA bei 60 000 Fällen zeigt auf, dass schon kleine Zuwendungen zu den beschriebenen Verhaltensweisen führen. Weiter ist zu beachten, dass die Ärzte im Parlament eine starke Lobby haben, die Reformationen des Gesundheitssystems immer wieder verhindern. Der Schlüssel zur Verbesserung der Situation liegt sowohl bei den Ärzten als auch bei den Patienten; eine Einsparung von CHF 1 Mrd liegt im Bereich des Möglichen.

Bei den Patienten …

Die Grundfrage ist, ob es sich beim Gesundheitssystem um einen Käufer- oder Verkäufermarkt handelt. Wir gehen davon aus, dass es ein Verkäufermarkt ist, also das Angebot die Nachfrage im Wesentlichen bestimmt. Es geht nicht um den alten Streit "Huhn oder Ei".

Die medizinische Überversorgung findet vor allem bei privat versicherten Patienten und bei stationären Behandlungen statt. Andererseits kann auch betont werden, dass noch zu viele Patienten unmündig sind, kein Risikodialog stattfindet oder Hörigkeit zur Autorität des Arztes weit verbreitet ist. Die Instrumente zur Verbesserung des persönlichen Informationsstands sind vorhanden. Wenn das Internet zielgerichtet und differenziert eingesetzt wird, ist dies eine wesentliche Informationsquelle, die zur kritischen Distanz beim Arzturteil führt und die "gelernte Hilflosigkeit" hinter sich lässt. Bei einer verbesserten Kommunikation zwischen Arzt und Patient wird es weniger Medikamente geben, die nicht eingenommen oder weggeworfen werden. Aktuell geht man von Schäden in Milliardenhöhe aus, wobei die Schäden kalkuliert sind, die durch Nicht-Einnahmen entstehen; dies setzt allerdings voraus, dass die richtigen Medikamente verschrieben sind, was leider nicht in allen Fällen vorausgesetzt werden kann. Es sterben jährlich immer noch zu viele Patienten an der fehlerhaften Medikamentierung; oft werden verschriebene Medikamente nicht oder mehr als verordnet eingenommen.

Die freie Arztwahl, mit der Möglichkeit Drittbeurteilungen einzuholen, ist mit Sicherheit eine gute Voraussetzung dafür, dass das Richtige gemacht wird. Die Statistik zeigt, dass pro Fall rund drei verschiedene Ärzte konsultiert werden. Interessant ist auch, dass wegen den Möglichkeiten zur freien Arztwahl auch die Wellness- und Alternativangebote starken Zuspruch haben. Das Motto lautet: "Wenn nichts mehr hilft, dann gehe ich zum Chinesen". Die "Doktor-Soaps", Informationssendungen und Reklamen im Fernsehen, Gesundheitszeitungen und vieles mehr fördern die Lust auf Ausprobieren und steigern die Nachfrage nach ärztlicher Dienstleistung. Die "eingebildeten Kranken" suchen die Ärzte auf und tragen zum Umsatz und zur Wertschöpfung bei. Das Einsparpotenzial bei aufgeklärten Patienten und der Realisierung des Risikodialogs beträgt rund CHF 1 bis 2 Mrd.

Bei der Pharma-Industrie ...

Die Ausgaben der Pharmakonzerne für Marketing und Werbung sind meist höher als die Ausgaben für Forschung und Entwicklung. Letztere ist häufig auf Produkte ausgerichtet, die die Wertschöpfung ankurbeln und über Wachstumspotential verfügen. Die Pharma-Industrie ist weltweit vernetzt und hat in der Schweiz eine sehr starke Lobby im Parlament; rund 150 Mandate sind unter den 200 Parlamentariern verteilt. Die Medikamentenpreise im Inland sind überteuert und meist doppelt so teuer wie im angrenzenden Ausland. Generikas werden sparsam verschrieben. Die Wertschöpfung in der Ärztekasse lässt sich so leicht aufbessern, weil Ärzte nur mit dem Medikamentenverkauf mehr Umsatz generieren können, als der Durchschnittslohn eines Schweizer Angestellten ausmacht. Wichtig ist zu wissen, dass die Medikamentenpreise vom Bund festgelegt werden. Einfuhren von Originalpräparaten sind verboten. Mit Sicherheit kann angenommen werden, dass der Bund und der Bundesrat seine theoretischen Möglichkeiten für Preissenkungen zu wenig, oder im Schutz der Pharma durch die Lobbyisten, ausnützt. Schliesslich ist auch zu wissen, dass die Medikamente 8,9% der Behandlungskosten ausmachen. Dies entspricht rund CHF 2,4 Mrd. Die Pharma-Industrie hat für die Schweiz als Innovationstreiber einen hohen Stellenwert, obwohl die Konzerne viele neue und innovative Produkte einkaufen. Trotzdem ist es nicht nachvollziehbar, dass ausgerechnet in unserem Land überhöhte Preise für Medikamente bezahlt werden müssen. 20% tiefere Medikamentenpreise beinhalten Einsparpotential. Die Preise in der Schweiz sind gegenüber dem Ausland 16% höher. Würden gekaufte aber nicht eingenommene Medikamente ebenfalls wegfallen, kommen nochmals 0,5 Mrd. dazu.

Bei den Spitälern ...

Unbestritten ist, dass es in der Schweiz zu viele Spitäler gibt. Der Versuch das Kostenwachstum im stationären Bereich einzudämmen ist in Gang gekommen. Dies kann nach der Einführung der Spitalfinanzierung im 2012 festgestellt werden. Jeder Bewohner ist innerhalb von 30 Minuten von seinem Wohnort beim nächsten Spital. Weiter ist auch festzuhalten, dass es bei den öffentlich-rechtlichen Spitäler zu viele gibt, die eine ungenügende Marge ausweisen; dies im Unterschied zu Privatspitälern. Die Privatspitäler haben für grundversicherte Personen die gleichen Preisfestlegungen wie die öffentlich-rechtlichen Spitäler. Bei letzteren fallen für die Ausbildung der jungen Ärzte mehr Kosten an. Dies kann ein Grund dafür sein, dass höhere Fallpauschalen gelten. Öffentlich-rechtliche Spitäler bieten aber ihre Dienste auch für Privatversicherte an. Es ist unbestritten, dass für diese Kategorie die gleichen Operationen wesentlich teurer sind. Im Vergleich zum Ausland werden in der Schweiz Operationen schneller ausgelöst; betroffen sind vor allem Knieoperationen oder Hüftoperationen. Zudem stellt sich auch die Frage, wie häufig muss operiert werden, damit die Voraussetzung in der Quantität erfüllt ist, Operationen ausführen zu können. Es gibt Hinweise, dass die Anzahl Operationen als Erfahrungswert weit unter den internationalen Normen liegen. Also: Quantitative Anreizsysteme. Die Spitäler sind mit mehr als der Hälfte der Kosten der grösste Kostenblock bei den Behandlungen. Gemäss Tagesanzeiger vom 31.3.18 gibt es bei Herzoperationen Probleme. In der Schweiz gibt es 18 Herzchirurgien; wahrscheinlich zu viele. Dazu kommt, dass die Mortalitätsrate in einzelnen Spitälern schlecht ist. Im Triemli und Unispital Zürich ist diese Rate bei 8,6% und bei 7,1%, was deutlich über der Erwartung von 4,6% liegt. Die Chefärzte führen diese Problematik auf die vielen Wechsel bei den Chefoperateuren zurück. Beispiel: in 10 Jahren vier verschiedene Chefs, die ihre eigenen Präferenzen umgesetzt haben. Es fehlten bisher Standards, Qualitätssicherungen und valide Patientendaten. Immerhin ist die Infektionsrate zurückgegangen. Neuerdings treffen sich die Operateure der Spitäler zum Erfahrungsaustausch, ein Fortschritt. Besserung bei der Mortalität sei in Sicht. Hier eröffnet sich Sparpotenzial.

Das Vertrauen, dass keine unnötigen Eingriffe vorgenommen werden ist in Frage gestellt. Immerhin müssen die Patienten ihr Einverständnis für Operationen geben. Da stellt sich auch die Frage nach dem Leidensdruck und der Glaube an das ärztliche Urteil einen Eingriff vornehmen zu müssen. Das Sparpotenzial bei den Spitälern, als grösster Kostenblock, liegt bei CHF 30 Mrd. Der Abbau von Überkapazitäten würde zur Schliessung von Spitälern führen, mit einem Sparpotenzial von 20% der Gesamtkosten. Der Vorschlag ambulant vor stationär ist ein Einsparpotenzial für die öffentliche Hand. Diese muss bei Spitalaufenthalten einen 55% Kostenanteil übernehmen, der aus Steuergeldern finanziert wird. Der Rückgang von stationären Behandlungen, hin zu ambulanten Behandlungen, könnte sich in Spitälern nach kurzer Zeit mit grossen Defiziten niederschlagen. Die Kantone sind gefordert. Es gibt Erfahrungen, die das Gegenteil beweisen.

Bei den Krankenkassen …

Die Krankenkassen sind jedes Jahr, seit vielen Jahren, immer wieder in der Rolle die unangenehmen Nachrichten der Prämienerhöhungen ihren Kunden mitzuteilen und umzusetzen. Die Prämienerhöhungen in der Grundversicherung werden durch die Behörden abgesegnet. Die Krankenkassen sind dafür zuständig, dass die gewährte Erhöhung im folgenden Jahr ausreicht um die anfallenden Kosten zu decken, sonst geht es an die Reserven und diese müssen dadurch wieder schneller erhöht werden, damit sie den Vorschriften entsprechen. Auch das geht zu Lasten der Prämien. Wenn das nicht möglich ist, müssen die Reserven herangezogen werden. Bei den Zusatzversicherungen können die Krankenkassen die Tarife frei berechnen und beim Bundesamt für Gesundheit eingeben. Sie sind in der Gestaltung der Deckung und der Prämien frei, so lange diese Eingaben genehmigt werden. Die Fallpauschalen sind ein grosses Problem. Sie können mit den Spitälern ausgehandelt werden. Wenn keine Einigung zustande kommt, müssen auf der Basis der Jahresabschlüsse, im Bereich der Basisversicherungen die Kosten offen gelegt werden. Im Streitfall werden die Kosten verfügt. Krankenkassen können nicht machen, was sie wollen. Krankenkassen sind verpflichtet die Ausgaben zurück zu vergüten.

Zusammenfassung "Taschenspielertricks"

- Die Kosten für Spitäler müssen reduziert werden, weil es der grösste Kostenblock bei den Behandlungen ist.
- Die Verlagerung der stationären Behandlungen auf ambulante Behandlungen führt automatisch zu Kostensteigerungen, weil die Krankenkassen die Kosten übernehmen müssen. Erfahrungen mit der Verlagerung von stationären Behandlungen auf ambulante Behandlungen zeigen, im Kanton Luzern und Zürich, dass dies nicht der Fall sein muss. Auch das Bundesamt für Gesundheit geht von hohen Sparpotenzialen aus, wenn die Liste der 12 vorgeschriebenen, ambulanten Operationen umgesetzt wird.
- Eine Option zur Kostensenkung im Spitalbereich ist, dass sich die Patienten bei Spitälern behandeln, wo die Tarife günstiger sind. Dies setzt eine verstärkte Mobilität der Patienten voraus. Diese ist aktuell nicht gegeben.
- Eine weitere Möglichkeit Kosten zu sparen ist die Einführung von Globalbudgets; Mittelbereitstellung mit Bewilligung eines pauschalen Betrags. In diesem Rahmen gilt freie Verfügbarkeit, ohne Überschreitung der Aufwände. Leistungsvorgaben sind definiert. Diese Option ist bei Hausärzten sehr umstritten, da sie zu Mehrkosten führen müsse. Negative Erfahrungen aus Deutschlanden tragen zu dieser Beurteilung bei. Degressive Tarife wären vielleicht eine Option. Der Bundesrat entscheidet Ende 2018 über die Einführung von Globalbudgets.
- Der Bundesrat müsste ausgebaute Kompetenz haben, Dinge Schweiz weit anzuordnen, wenn es im Interesse der günstigeren Kosten angezeigt ist. Ein Schiedsgericht anzurufen müsste in diesem Fall ausgeschlossen sein.
- Bei den Ärzten ist zu differenzieren; Hausärzte, Spezialärzte

und Spitalärzte spielen andere soziale Rollen, mit verschiedenen Erwartungen. Diese Kategorien haben unterschiedliche Einflüsse auf die Kostenentwicklung.

- Die Ärztedichte in städtischen Verhältnissen hat auf die Kostenentwicklung eine förderliche Einflussnahme.
- Diagnosen sind häufig falsch und die Therapien sind zu einseitig ausgerichtet. Es gibt rund 13600 Krankheitsbilder.
- Patienten sind noch häufig unkritisch. In Zukunft sind die Patienten besser informiert und können kritischer auftreten. Patienten fragen stark nach Behandlungen nach. Tests bei der Erstellung von Diagnosen, auf der Basis von Patientendaten, zeigen, dass die Laien mit Unterstützung des Internets nicht deutliche schlechter abschneiden als Ärzte.
- Ärzte verschreiben zu viele Medikamente, die entweder nicht dem Therapieziel entsprechen, nicht eingenommen oder weggeworfen werden.
- Die Pharmaindustrie nimmt mit Zuwendungen an Ärzte Einfluss auf die Verschreibung von Medikamenten.
- Die Ärztelobby ist im Parlament sehr gut vertreten und kann Fortschritte im Gesundheitssystem verhindern; im Parlament werden 150 Mandate im Gesundheitswesen wahrgenommen, verteilt auf etwas mehr als 200 Parlamentarier.
- Beim Gesundheitssystem handelt es sich um einen Verkäufermarkt. Konsumiert wird, was angeboten wird.
- Im privat versicherten Bereich gibt es Überversorgung, im allgemeinen Bereich Unterversorgung. Es handelt sich um Zwei-Klassen-Medizin.
- Caremanagement und Risikodialog fehlen weitgehend. Es ist unklar, was "Qualität" in der Medizin bedeutet und welche Folgen "Qualität" auf die Kostenentwicklung hat. Schätzungen gehen von CHF 6 Mrd Einsparungen, bei gleicher Qualität, aus.

- Die Wellnessangebote und die Alternativmedizin haben starken Zuspruch. Für viele Patienten sind diese Anlaufstellen "letzte Hoffnung".
- Die Krankenkassen sind seit Jahren in der Rolle des Überbringers von schlechten Nachrichten, was ihr Image negativ prägt.
- Es gibt zu viele Spitäler auf kurzen Distanzen in der Schweiz. Die unterschiedliche Finanzierung von ambulanten und stationären Kosten blockieren die Reform im Gesundheitswesen. Zu viele öffentlich-rechtliche Spitäler haben zu geringe Margen. In der Schweiz wird schneller operiert als im Ausland.

Sparpotenziale im Gesundheitswesen

Wo kann wie gespart werden?

Der Gesundheitsmarkt ist der am stärksten wachsende Markt; 580 000 Arbeitsplätze, mit 63% Personalkosten!

Ausgangslage sind die Gesamtkosten von zur Zeit CHF 86 Mrd jährlich für Behandlungen. Hinzu kommen noch 71% für Löhne und Renten, was dann p.a. 276 Mrd für Lohnausfall und Invalidität nach sich zieht. Pro Kopf kostet das Gesundheitswesen rund CHF 10 000.--. Was erhalten wir dafür? Das ist die Frage der Qualität, die in der Medizin nicht leicht zu beantworten ist. Sicher ist, dass die Medizin laufend Fortschritte macht; die Sterbeziffer bei Krebserkrankungen ist um 38% gesunken, bei Herz-Kreislauf-Krankheiten, bei Diabetes und Unfällen sind es über 50%. Die Gesellschaft für Diabetes ist ein gutes Beispiel einer Organisation, die Betroffenen hilft.

Rationierungen schweizweit einführen; minus 20% bei den Gesundheitsausgaben und Behandlungen – NZZ vom 17.2.18 – Die eingesetzte Expertengruppe hat einen Vorschlag für Zielsetzungen mit Budgets gemacht; analog zur erfolgreichen Schuldenbremse. Bei Nicht-Einhaltung der Budgets würden Sanktionen ausgelöst. In Holland und Schweden ein Modell, das funktioniert. In der Schweiz jetzt schon grosse Widerstände der Leistungsträger und – Erbringer. Offensichtlich gibt es wenig Bereitschaft vom Ausland zu lernen. Geschätzt wird ein Sparpotenzial von CHF 6Mrd, ohne Qualitätsverlust.

Gleiche Finanzierung der gleichen Aufwände der ambulanten und stationären Behandlungen; ein Drittel der Kosten fallen stationär an;

die Verlagerung von stationären Behandlungen auf die Ambulatorien hat Pilotprojekte ausgelöst. Die Kantone Luzern und Zürich schreiten voran – andere Kantone folgen – und weisen im ersten Halbjahr 2018 Einsparungen von CHF 1,5 Mio aus, ohne Prämiensteigerungen, unterstützt mit einer Liste von 12 Operationen, die ambulant durchgeführt werden müssen. Nicht berücksichtigt sind die dadurch dem Bürger und den Krankenkassen höher anfallenden Kosten. Werden diese durch Senkung der Steuern kompensiert? Das ist eher zu bezweifeln und ist somit bei den Bürgern ohne Anpassung nicht durchzubringen. Im Kanton Zürich geht man davon aus, dass die ambulanten Leistenoperationen ein Sparpotenzial von CHF 10 Mio umfassen. Es gibt nun Anzeichen einer Übereinkunft; geschätztes Sparpotenzial pro Jahr zwischen CHF 500 Mio und CHF 1 Mrd. Zu berücksichtigen bei diesen Einsparungen sind allerdings die Kostenumlagerungen auf Rehabilitation, Kuren und Spitex. Das Bundesamt für Gesundheit schätzt die jährliche Einsparung für die Schweiz auf CHF 90 Mio ein. Allerdings ist zu befürchten, dass Ärzte andere Verrichtungen geltend machen, die eine Verteuerung auslösen können.

Reduktion der Tarife im ambulanten Bereich; Potenzial CHF 470 Mio Der Bund hat eine Liste publiziert mit 6 Operationen, die ambulant gemacht werden sollen. Die Kantone haben andere Listen

Schliessung aller Spitäler mit ungenügender Marge, dh. 6% und weniger; 50% der öffentlichen Spitäler haben eine Marge von weniger als 6%. Die Hälfte aller Kosten bei Behandlungen werden von Spitälern verursacht, dh. rund CHF 11 Mrd. Schliessung von nicht ausgelasteten Spitälern und Bildung von regionalen Kompetenzzentren mit Sparpotenzial von CHF 5 Mrd. 20% der Gesamtkosten können bei Überkapazitäten in Spitälern eingespart werden.

Prüfung und Reduktion parallel eingesetzter technischer Hilfsmittel; im Kt Zürich gibt es mehr MRIs als für die ganze Schweiz nötig; im Vergleich zu Norwegen und Schweden, welche bezüglich Qualität mit der Schweiz gut vergleichbar sind. Die Geräte kann man nur durch häufigere Benutzung oder höhere Preise amortisieren. Sparpotenzial?

Verbesserung der Koordination zwischen den Leistungserbringern; Sparpotenzial 5% bis 8% der Gesamtkosten, durch weniger Redundanzen und höherer Effizienz, bei den Kostenträgern 10% bis 15% der administrativen Kosten. Macht bei den Krankenkassen etwa 4,5% der Prämie aus bei der obligatorischen Versicherung, bei den Kostenträgern 10% bis 15% der administrativen Kosten.

Investitionen in Prävention mit Verhältnis von 1:4 zu Gunsten der Nutzenstiftungen; Das Bfu rechnet im Nicht-Betriebs-Unfall Bereich mit einer Kostensenkung von 1 zu 10, bei Kosten von CHF 10,5 Mrd. Die Gesundheitsförderung Schweiz alleine bei psychischen Problemen mit einer solchen von 5,7 Mrd. Für andere Massnahmen kommen noch weitere Potentiale dazu!

Sparpotenzial bei den Kostenträgern; 10% bis 15% der administrativen Kosten.

Sparpotenzial bei den Ansprüchen der Patienten, wenn diese mündiger sind: 6,8 Mrd CHF.

Sparpotenzial sowohl bei Ärzten als auch Patienten rund CHF 1 Mrd.

Bei 70 000 Operationen pro Jahr mit CHF 10 000.-- Durchschnittskosten ergibt sich bei 10% unnötigen und redundanten Operationen ein Kostenspareffekt von CHF 700 Mio.

Stationäre Patienten verursachen 44,7% der Kosten rund, CHF 10 Mrd,; ambulante Personen 34,9% rund CHF 7,8 Mrd.

Die Kantone und der Bund – mit 80% bis 100% höheren Kosten als im Ausland – sind wesentliche Treiber der Bürokratiekosten; Sparpotenzial ist CHF ca. 100 Mio.

Überteuerte Medikamente und Generikas haben ein Sparpotenzial von CHF 300 Mio; Verschreibung von Antidepressiva, Schmerzmittel und Schlafmittel. Aufhebung des Importverbots von Originalpräparaten, Verkauf von Medikamenten wie zB Stetine rund CHF 2,3 Mio. Potenzial, minimal CHF 1 Mrd; Reduktion von 20% der Medikamentenpreise löst Sparpotenzial von CHF 10 Mrd aus.

Reduktion weggeworfener oder nicht eingenommener Medikamente verursacht einen volkswirtschaftlichen Schaden von rund CHF 4 Mrd; die Verhütung von Nebenwirkungen wären ein Teil der Prävention.

Jeder vierte Arbeitnehmer leidet an Burnout durch Über- oder Unterbelastung; Annahme: Kosten von CHF 100 000.-- pro Fall, 1 Mio Arbeitnehmer, 10 Mrd Sparpotenzial wenn keine Burnouts vorkommen

Prämienausfälle, dh Übernahme der Prämienverbilligungen durch Kantone von CHF 285 Mio. 2,3 Mio sind heute bereits Bezüger von Prämienverbilligungen, unterschiedlich nach Kantonen. Total Prämienverbilligungskosten 2015 sind CHF 1,76 Mrd

Arzthonorare in Spitälern – Bericht Rundschau SRF vom 21,2.18 und Tageszeitungen NZZ, Südostschweiz, Tagesanzeiger vom

22.2.18 – Einsparpotenzial von CHF 500 Mio bei Deckelung der Einkommen bei CHF 0,5 Mio Chefarzthonorare Bandbreite bei 110 untersuchten Spitälern vom CHF 350 000.-- bis CHF 1,5 Mio ohne Nebeneinkünfte, rund 16% werden über die Allgemeinkosten finanziert

Verrechnungen von Ärzten "in Abwesenheit der Patienten" 2016 rund CHF 450 Mio Hier würde eine Tarifänderung weiter helfen.

Überversorgung im privaten Versicherungsbereich. Sparpotenzial?

Überteuerte Rechnungen von Ärzten und ständig ansteigenden Therapieangeboten, stationäre Behandlungen, Rechnungen von Therapeuten nach ärztlicher Überweisung. Sparpotenzial?

Einführung von Case Management und Risikodialog; minimal CHF 1 Mrd Sparpotenzial.

Rolle der öffentlichen Hand als Leistungsanbieter und Regulator, Subventionsbezüger etc. Einsparungen durch verbesserte Qualität, zB 10% der Allgemein-Kosten Überprüfung der Fallpauschalen.

Kosten für die Ausbildung von Ärzten pro Person von circa CHF 1 Mio. Ärzte arbeiten in Netzwerken häufig 50%, dh die Ausbildungskosten pro Arzt verdoppeln sich auf CHF 2 Mio. Der hohe Frauenanteil ist zu beachten.

Die 1,5 Mio Rentner werden wegen der Demografie zahlreicher; 260 000 brauchen Unterstützung, da sie für die Finanzierung des Alters nicht selber aufkommen können.

Einstellung der Zahlungen/Kopfprämien für Makler von Kranken-kassen nur in der Zusatzversicherung; zB für Einzelperson CHF 1 500.--, für Familien mit 2 Kindern rund CHF 4 000.--. Die Kosten belaufen sich auf 19%.

Verwaltungskosten der Krankenkassen liegen im Durchschnitt bei 5%. Sparpotenzial?

IV-Gutachten verschlingen jährlich wegen Vorgaben und dem Vor-gehen der eidgenössischen Räte und des Bundesgerichts CHF 100 Mio. Wenn hier die Bürokratie zurückgefahren werden kann ent-steht ein realistisches Sparpotenzial von CHF 50 Mio jährlich.

In den Alters- und Pflegeheimen, wo 153 300 Personen in rund 1550 Heimen wohnen ergibt sich bei einer moderaten Annahme von monatlichen Kosten von CHF 6 000.-- ein Sparpotenzial von CHF 1 103 760 000.--, wenn nur 10% eingespart werden könnten.

Das folgende Bild zeigt einen Ausschnitt aus den Behandlungskos-ten verschiedener Krankheiten, die häufig vorkommen; insgesamt 21 Krankheiten

Zusammensetzung Behandlungskosten

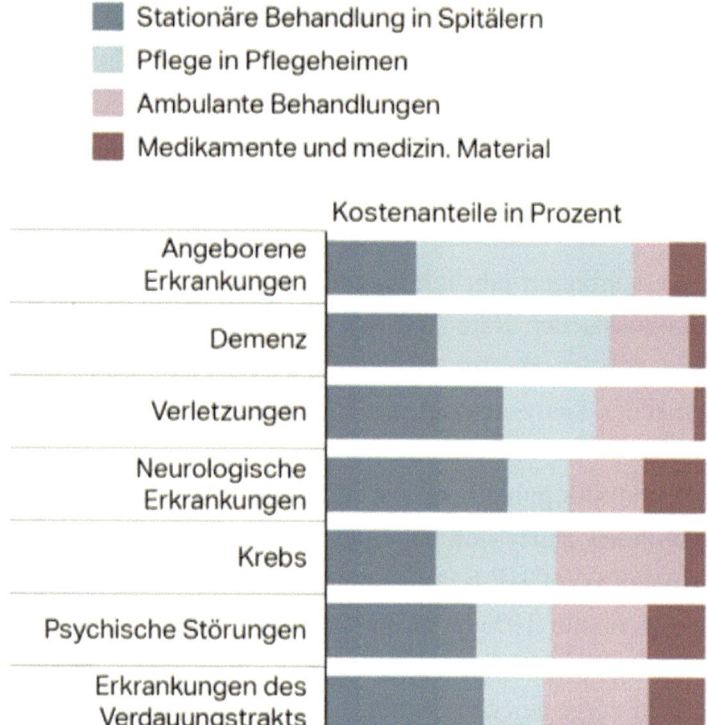

- ■ Stationäre Behandlung in Spitälern
- ■ Pflege in Pflegeheimen
- ■ Ambulante Behandlungen
- ■ Medikamente und medizin. Material

Kostenanteile in Prozent

Angeborene Erkrankungen

Demenz

Verletzungen

Neurologische Erkrankungen

Krebs

Psychische Störungen

Erkrankungen des Verdauungstrakts

Sonntagzeitung, 8.4.2018 – Ausschnitt

Die häufigsten Todesursachen sind nicht unbedingt die teuersten Krankheiten. Die häufigste Todesursache ist nach wie vor die Herz-Kreislauf-Problematik; rund 20 000 Personen pro Jahr. Diese bindet auch die meisten Kosten, CHF 10,067 Mrd mit einem Anteil von 15,6% an den direkten Gesamtbehandlungskosten von rund CHF 64 Mrd. Die zweithäufigste Todesursache Krebs steht bei den Kosten, trotz teuren Medikamenten, an siebter Stelle; CHF 3,876 Mrd stehen den Gesamtkosten mit 6% gegenüber. Die Ergebnisse sind überraschend. So sind Behandlungen sogenannter muskoloskelettaler Krankheiten, zB Arthrose etc, sehr teuer; 13,4% der Gesamtkosten fallen in diesem Bereich an, CHF 8,656 Mrd. Die Ausgaben für die Bekämpfung von Krankheiten wie Krebs, Demenz oder Diabetes sind dagegen klein. Demente Personen gibt es rund 150 000. Eine Verdreifachung bis 2050 wird prognostiziert. Die ZHAW schätzt das Sparpotenzial bei CHF 1,1 Mrd ein. Dies bei einer Quote von 60% Betreuung zu Hause. Auffallend ist, dass die Sparmöglichkeiten ganz unterschiedlich beurteilt werden. Besonders auffällig ist der Kostenblock "psychische Störungen". 10,6% oder der drittgrösste Block; CHF 6,857 Mrd. Hier kann starkes Sparpotenzial geortet werden, vor allem auch, weil der Grossteil der Patienten stationär behandelt wird, obwohl ambulante Behandlungen möglich wären.

Es mangelt im Milliardengeschäft Gesundheit an Transparenz der Kosten und Qualität sowie Kooperation. Zu viele politische Interessen sind vorhanden, was an den Mandaten im Parlament abgelesen werden kann. Schliesslich fehlt die unabhängige Forschung an Daten und anerkannte Qualitätsindikatoren. Die Schweizer*innen sind ein Land der chronisch Kranken. 80% der Kosten verursachen nicht übertragbare Krankheiten. Nur ein Bruchteil geht auf Infektionen und Unfälle; übertragbare Krankheiten kosten CHF 3,040 Mrd, Unfälle und Verletzungen CHF 5,219 Mrd.

Bei den aufgeführten Kosten sind alle direkten Kosten berücksichtigt; also für Spitäler, Ärzte, Laboranalysen, Pflege oder Medikamente. Die indirekten Kosten betragen zwischen sieben und zehn Milliarden Franken. Die Zahlen der ZHAW stammen primär aus dem Jahr 2011. Die Kosten haben seit diesem Zeitpunkt um 25% zugenommen. Das Bundesamt für Gesundheit geht davon aus, dass die Hälfte der Krankheiten durch den Lebensstil beeinflusst sind. Fehlende Bewegung, einseitige Ernährung, Rauchen, Alkohol gehören dazu.

Welche Hindernisse und Widerstände gibt es?

In erster Linie sind es die Interessenvertreter selbst, die verhindern, dass es zu grossen Einsparungen bei den Gesundheitskosten kommen kann. Namentlich sind es die Bundesämter, die Parlamentarier*innen, die Kantone, die Leistungsträger und Leistungserbringer.

Es gilt die "Natur" von Widerstand und Hindernis zu verstehen. Möglich ist verdeckter oder offener Widerstand, dann aber auch unbewusst geäussertes Widerstandsverhalten und bewusst geäussertes Widerstandsverhalten.

Die Erscheinungsformen sind: "Faust – im – Sack-Politik" bei verdeckt, bewusstem Widerstand. "Protest gegen die Veränderung im Sinn des Bewahrens" bei bewusst, offenem Widerstand. "Renitenz" mit Beharren auf der bisherigen Linie mit Vermeidung von erwartetem Verhalten, bei offen unbewusstem Verhalten. "Torpedierung mit Wahrnehmungsdefizit", bei unbewusst, verdecktem Verhalten.

Auf der individuellen Ebene können die folgenden Muster beobachtet werden, welche bei Widerstand und Hindernissen auftreten: Es sind Personen, die sich primär auf eigene Erfahrungen berufen; Personen, welche an die Kontinuität und Stabilität von Bedingungen glauben; Personen, für die es einen einzigen und richtigen Weg gibt;

Personen mit geringer Risikoneigung; Personen, die ihre Arbeit sehr ernst nehmen und darin übertreiben; Personen, mit geringer Bildung oder Wissen zu einem Thema und Personen, die älter sind.

Widerstände in Gruppen sind vor allem bei Personen zu beobachten, die ein hohes Zusammengehörigkeitsgefühl für die Gruppe entwickelt haben, die offenkundig machen, dass sie unter allen Umständen in der Gruppe bleiben wollen, die ihre Gruppe als den anderen überlegen empfinden und Gruppen, bei welchen der Chef selbst negativ zur Veränderung eingestellt ist.

Es lohnt sich die eigene Wahrnehmung zu schärfen und beim Verhalten genauer hinzuschauen. Beim Versuch Typologien zu bilden, fallen beispielsweise Personen auf, die auf aggressive Art widersprechen, nur destruktiv kritisieren, reden ohne zuzuhören, alles besser wissen, andere dauernd unterbrechen, sich schweigend zurückziehen, sich überheblich und eingebildet verhalten etc.

Im Konfliktfall gibt es die folgenden "Lösungsmuster": Einseitige Durchsetzung, Aggression, Einsetzen von legitimierter Macht, Nachgeben, den Rückzug antreten, Dinge verleugnen, Dinge verdrängen, Aussitzen und warten bis sich die Situation von selbst erledigt, Opportunismus, Suche nach Kompromissen, Kooperation mit Gewinner-Gewinner-Situationen, Suche nach neuen Möglichkeiten.

Schuldzuweisungen und Rationalisierungen sind weit verbreitet und verhindern die Suche von Lösungen. Die Konflikte haben eine Wertigkeitsstruktur. Die einfachste Wertung ist der Wahrnehmungskonflikt, gefolgt vom Meinungs- dann vom Interessenkonflikt bis hin zum Wertekonflikt.

In Verhandlungen bei der Suche nach Problemlösungen ist es schliesslich entscheidend, dass die Positionen der einzelnen Personen so geöffnet werden, dass die dahinter steckenden Interessen sichtbar werden. Ist die Situation nach Interessen aufgeklärt, ist es möglich Gewinner-Gewinner-Situationen herzustellen. Dies ist aber nur möglich, wenn jeder einen Beitrag zur Lösung macht, einen Schritt zurücktritt und auf die andere Person zugeht.

Im Gesundheitswesen gibt es sehr viele Interessenkonflikte, die auch im Parlament spürbar zur Geltung gebracht werden. Meist stehen dahinter auch finanzielle Beiträge, die für die Lobbyisten fliessen, wenn die Interessen durchgesetzt werden können. Aktuell ist der Versuch des Bundesrats die Parallelimporte für Medikamente zu prüfen; die Lobbyisten haben Sparpotenzial von mehreren 100 Mio CHF erfolgreich verhindert.

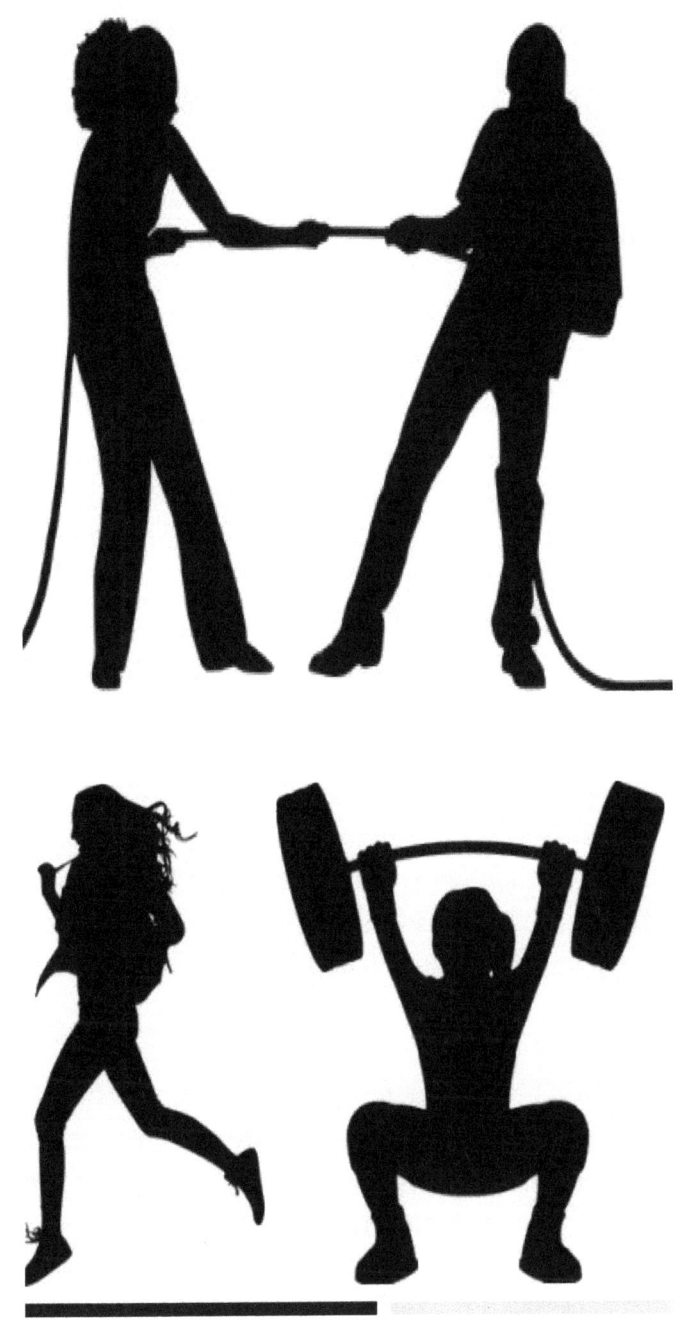

Eine Krankheitsgeschichte als Fallbeispiel

Die Patientin ist eine 68 jährige Frau, die in der Kindheit eine Poliokrankheit und mehrere Autounfälle überlebt hat.

Sag mir wie die Behandlung beginnt, ich sag Dir, wie sie enden wird …

Im Verlauf des Frühjahrs und des Sommers 2014 zeigen sich bei der Patientin Symptome, wie schlechtes schlafen, krippeln in den Beinen, Taubheit etc. Diese werden zwar wahrgenommen, aber nicht ernsthaft genug behandelt. "Das geht schon wieder vorbei", Es ist einfach eine starke Arbeitsbelastung im Zentrum. Das kenne ich von früheren Jahren. Den Autounfall vor 13 Jahren habe ich auch gut überstanden. Allerdings war mit dem Genesungsprozess von rund 2 Jahren viel Geduld gefragt". Die Patientin ist eine Steh-auf-Frau und kann einiges ertragen, was auch mit ihrer Unfallbiografie zu tun hat.

Im September 2014 sind die Symptome so stark, dass der Gang zum Hausarzt unvermeidlich wird. Zum Arzt geht die Frau nur, wenn es nötig ist. Die hohe Franchise bei der sparsamen Versicherung für den allgemein versicherten Bereich verstärkt diese Grundeinstellung.

Der Hausarzt ist ein "15-Minuten-Mediziner". Die ersten 15 Minuten sind die teuersten. Er macht die üblichen kleinen Tests und verschreibt Medikamente im Doppelpack. Das ist lukrativ. Nach dem dritten Arztbesuch hat sich noch gar nichts Positives eingestellt. Die Symptome mischen sich nun mit Schmerzen. Erst jetzt wird ein Blutbild gemacht, das im externen Labor analysiert wird. Das Ergebnis: es handelt sich um einen akuten Magnesiummangel. Also folgt logisch; Abgabe von Magnesium in stärkster Dosis, so wie es nur ein Arzt verschreiben kann. Es bessert sich nichts. Der weitere Gang zum Arzt lässt jetzt schon vermuten, dass er am Ende seines Lateins angekommen ist. "Jetzt müssen wir eben einen anderen Weg beschreiten. Vitaminspritzen könnten helfen." Gesagt, getan. Wöchentlich werden zweimal Vitaminspritzen gesetzt, die eigentlich harmlos sein müssten. Dazu immer noch die Medikamente, die immer wieder gewechselt werden. Das sind die Erfahrungen beim ersten Besuch des Medizinmanns. Er ist vorher noch nie in Anspruch genommen worden.

Diese Art Behandlung führte zum Gang in die Hausarztmedizin bei einem Regionalspital. Da gibt es wenig Verständnis für die bisherige Behandlung, vor allem non-verbal geäussert. Die Unverträglichkeiten bei den abgegebenen Medikamenten und die wiederholte Information, dass eine starke Allergie gegen Medikamente vorliegt, führt zur Vorsicht und Aufmerksamkeit. Es wird nicht verstanden, dass der Hausarzt vor allem nicht auf die Allergien geachtet hat. Im Spital werden Zellerpillen verschrieben, mit dem Wunsch zur baldigen Besserung. Es folgt die Entlassung aus der ambulanten Behandlung.

In der dritten Woche nach dem Start der hausärztlichen Versorgung gibt es einen nächtlich-körperlichen Absturz und Zusammenbruch. Die Notfallnummer wird angerufen und die sofortige Überweisung in ein Kantonsspital folgt. Die Dienst tuende Empfangsärztin mockiert sich darüber, dass der Ehemann eine Tasche mit Utensilien seiner Frau mitgenommen hat. Dies in völliger Unkenntnis darüber, was sich in der dreiwöchigen Geschichte zugetragen hat. Am Morgen nach der Einweisung wird ein ausführlicher Gesundheitstest durchgeführt. Blutbild, Elektrokardiagramm, MRI und vieles mehr zeigen, dass die Patientin keine organischen Probleme hat. Das lässt hoffen. Wir gehen davon aus, dass sich die medizinische Kompetenz manifestieren wird, sind also guter Zuversicht, dass alles gut kommen wird.

Der erste, positive Eindruck wird noch verstärkt, weil der Spitalpsychiater beigezogen wird, der eine Abklärung durchführt. Ergebnis: Die Frau hat keine Depression, es könnte sich aber um eine Nervenentzündung handeln.

Fazit: Der Allgemeinmedizinmann ist überfordert. Die Therapie ist falsch. Der körperliche Absturz führt ins Kantonsspital. Die Untersuchung bestätigt; keine organische Probleme und keine Depression.

In der EU sterben jährlich rund 150 000 Menschen wegen falscher Medikamentierung

Die Diagnose des Psychiaters erhält beim Abteilungsarzt kein Gehör. Jetzt wird mit der Kanone geschossen. Die in der modernen Medizin gängigen Medikamente aus der Trickkiste der Psychopharmakas werden verordnet und abgegeben. Dies mit vollem Wissen, dass starke Unverträglichkeiten in Kauf genommen werden müssen und mit der Kenntnis, dass starke Allergien vorliegen.

An den Auswirkungen ist offensichtlich geworden, was passiert und welche Nachwirkungen sich sofort einstellen. Spätere Recherchen im Internet bei Untersuchungen und Patientenberichten zeigen, dass bei den abgegebenen Medikamenten 75% der Patienten starke Nebenwirkungen und Entzugserscheinungen haben. Das Hauptmedikament im Spital ist zu 50% für Personen mit einer Depression bestimmt. Eine Bestätigung dafür, dass die Diagnose des Psychiaters nicht berücksichtigt worden ist. Im Gegenteil; der Arzt will unbedingt mit diesen Medikamenten weiterfahren; "das müssen Sie schon drei Monate einnehmen". Dies trotz den Nebenwirkungen wie Atemnot mit Erstickungsängsten, Herzrasen, Schwindel, innere Unruhe, Verlust des Geschmackssinns, Zittern am ganzen Körper, Übelkeit, Fuss- und Halsbrennen, Anschwellen der Zunge, Hautausschläge, etc. Was da geschieht ist fahrlässig. Man kann nur vermuten, dass der sonst sehr gute gesundheitliche Zustand der Patientin zu Experimenten verleitet hat.

Die Hinweise auf die starken Nebenwirkungen hatten bei den Ärzten keinerlei Verhaltensänderungen ausgelöst. Selbst bei der Pflege ist angekommen, dass diese Patientin wahrscheinlich ein starkes psychisches Problem haben muss, denn sonst wäre die Pflege deutlich rücksichts- und verständnisvoller gewesen. Die Patientin fühlt sich nicht ernst genommen. Die Selbstwahrnehmung verstärkt sich, dass der Patient in diesem Spital nichts bedeutet. Viel stärkere Geringschätzung ist wohl nicht möglich. Die Höhepunkte der Geringschätzung sind im Nachtdienst spürbar und hörbar geworden. Es ist die Bestätigung der Volksweisheit, dass "nicht unter jedem Häubchen ein Täubchen steckt".

Die Bedeutung der Hierarchie zeigt sich in der ganzen Breite; nicht nur bei der Uniformierung, sondern auch in der nicht-verbalen und verbalen Kommunikation und bei den Inszenierungen der Arztbesuche. Die Hackordnung verhindert, dass nicht mit dem Patienten, sondern über den Patienten gesprochen wird. Die offensichtlichen, aber subtilen Zeichen des "oben und unten" in der Kommunikation führen zur Geringschätzung und verhindert die Qualität der Dienstleistung. Der Chefarzt führt die Kolonne an und fragt: "Wie geht es uns?" Die Patientin: "ich habe im Rücken starke Schmerzen, es fühlt sich an wie einen Block im Rücken". Chefarzt: "Hm … hm, ja dann Wasserstampfen". Kaum zu glauben, aber mit diesem Input geht die Kolonne weiter, ins nächste Krankenzimmer.

Die Versicherung in der "Holzklasse" – Allgemeinabteilung – löst unterschiedliche Serviceleistungen aus und diskriminiert die Versicherungsnehmer. Seit es das "Schleudertrauma" in der Grundversicherung nicht mehr gibt, ist eben dieses Trauma in der Spitalzusatzversicherung bei privaten Patienten gedeckt.

Der zuständige Arzt ist auf der tiefsten Hierarchiestufe der "Götter in Weiss". Die Patientin kann die unterschiedlichen Behandlungen beurteilen, da sie im Zeitpunkt des Autounfalls noch Halbprivat versichert gewesen ist.

Ohne gesundheitlichen Fortschritt verlässt die Patientin das Spital nach 2 Wochen. Der sonst übliche Austrittsbericht wird nicht automatisch zugestellt. Die Einforderung des Berichts hat dann funktioniert. Das Studium dieses Berichts zeigt, dass viele der aufgeführten Punkte – nicht die medizinischen Ergebnisse – nicht der Wahrheit entsprechen; Annahmen und Vermutungen wechseln mit medizinischen Fakten ab. Nach einer klaren Diagnose wird vergebens gesucht.

Die Nachmedikamentierung erfolgt über den Hausarzt. Dieser ist, wie schon beschrieben, ein Medikamentenverschreiber. Er ist grosszügig mit der Abgabe jener Pillen, die im Spital abgegeben worden sind. Dies hatte den Vorteil, dass wir die Packungsbeilagen studieren konnten. Jetzt sind uns verschiedene Lichter aufgegangen und die falsche Behandlung ist offensichtlich geworden.

Fazit: Die Spitaleinweisung führte zu keiner Verbesserung. Im Gegenteil; der Diagnose des Psychiaters "keine Depression" wird nicht gefolgt. Im Gegenteil: Psychopharmaka werden verordnet, obwohl man weiss, dass diese bei fehlenden Depressionen nicht helfen. Der Spital ist wie fast jeder Betrieb durch starke Hierarchien geprägt und geringschätzende Behandlungen stehen an der Tagesordnung.

In der Schweiz werden 42% der Patienten mit psychosomatischen Krankheitsbildern stigmatisiert

In der Schweiz werden jährlich 60 000 Menschen psychiatrisiert, davon wird ein Viertel zwangsweise eingeliefert. Damit hat die Schweiz in Europa mit dem dritten Rang einen Podestplatz.

Das ist wohl auch eine Kapitulation oder das Erkennen der engen Grenzen der ärztlichen Kunst. Bis zu diesem Zeitpunkt ist die Diagnose nicht gestellt und die Ursachen und Wirkungen sind nicht klar getrennt. Ja, das ist nicht einfach. Von einem Menschen, der sechs Jahre studiert und praktische Erfahrung sammelt darf erwartet werden, dass Ursachen analysiert werden können. Die Behauptung steht im Raum, dass die Hälfte der Diagnosen falsch sind und von dieser Hälfte nochmals die Hälfte der Patienten eine falsche Therapie erhalten.

Wir haben uns in diesen unerfreulichen Tagen an jenen Arzt erinnert, der vor 13 Jahren den schweren Autounfall begleitet hat. Ein Termin ist schnell möglich geworden und die ersten Abklärungen haben ergeben, dass das zentrale Nervensystem ausgestiegen ist, eine Nervenentzündung vorliegt. Das Unverständnis zur Medikamentenverordnung im Kantonsspital ist offen ausgesprochen worden. Jegliche Psychopharmakas sind sofort und unwiderruflich gestoppt worden. Gut so, aber die Geschichten der Entzugserscheinungen haben eben erst begonnen.

Die Tage nach dem Spitalaufenthalt sind gekennzeichnet von Unruheattacken, die ohne Ende scheinen. Die Nahrungsaufnahme ist mehr oder weniger blockiert. Das Brennen im Körper wirkt wie ein Feuer, das nicht gelöscht werden kann. Atemnot verstärkt sich und wird zum "normalen" Alltag. Die Patientin zittert am ganzen Körper. Die Nächte sind kurz. Mehrfaches Aufwachen und durchnässte Kleider sind normal. Kopfschmerzen unterstreichen noch die anderen Entzugserscheinungen. Der Körper wird immer schwächer.

In der Medikamentenkiste sind es jetzt 26 verschiedene Präparate. 50% der abgegebenen Medikamente werden weggeworfen.

Anstelle eines geplanten Aufenthalts in einer Rehaklinik – "wir arbeiten gut mit der Klinik zusammen und kennen uns gegenseitig", so der Ton aus dem Kantonsspital, folgt der erste Termin beim Arzt, der das Vertrauen hat und vor dreizehn Jahren nach dem Unfall helfen konnte. Der Kostengutsprache für eine Rehaklinik ist nicht statt gegeben worden. Es brauchte schon eine zweite Intervention, bis dies möglich gewesen wäre. Wir haben aber auf die Rehaklinik verzichtet, weil aus dem Profil nicht klar geworden ist, dass eine neurologische Abteilung existiert.

Der Arzt des Vertrauens betont, dass die im Spital verordneten Medikamente nicht helfen, wenn keine Depression vorliegt. Ein neues Blutbild wird erstellt und im Detail erklärt. Weiter wird ein Röntgenbild im Stehen gemacht, da das MRI nicht alles zeigen kann. Es bestätigt sich die leichte Deformation der Wirbelsäule, welche auf den Unfall zurückzuführen ist. Der Arzt empfiehlt weiter die Versorgung mit Vitaminen und Naturprodukten. Kurzfristig tritt eine leichte Besserung des Zustandes ein. Die wesentlichen Probleme bleiben aber bestehen.

Die neu verordneten Vitaminpräparate, alles auf natürlicher Basis, bringen leichte Linderungen. Sie bessern aber den Zustand nicht nachhaltig. Wir erinnern uns an die dunklen Tage des Autounfalls und setzen die Magnetresonanzmatte wieder ein, die damals geholfen hat. Das ist – wie vor dreizehn Jahren – ein langer und steiniger Weg, weil die Schmerzen am Anfang der Therapie noch zunehmen. Das braucht schon ein grosses Mass an Standfestigkeit der Patientin.

Da der Arzt auch in den USA gefragt ist, verreist er für einige Tage. Dies hat die Folge, dass die Behandlung nicht weitergeführt wird, weil mögliche Termine zu weit weg geplant werden müssten. Die alten Entzugserscheinungen treten wieder auf.

Das Gespräch mit einem Nachbarn ergibt, dass wir uns bei einem Magnetopathen anmelden. Die Hoffnung stirbt zuletzt. Die Schulmedizin weiss nicht weiter. So sind alternative Wege willkommen. Jeder Strohhalm der ergriffen wird, beinhaltet ein Stück Glaube an die Besserung.

Der Magnetopath hat energetische Hände und kann mit dem Auflegen der Hand die Schmerzstellen in seinem Körper genau nachvollziehen. Ein sonderbares Erlebnis mit Wirkung. Es stellt sich eine starke Wärme in Körper ein, die Erleichterung bringt. Nach dem dritten Besuch müssen wir allerdings zugestehen, dass das Hände auflegen auch nicht den entscheidenden Durchbruch bringt. Wir gehen davon aus, dass diese Art Therapie für muskuläre Probleme ideal sein kann, bei Nervenschmerzen hilft es aber nicht weiter.

Fazit: Die Medikamentation im Spital hat nachhaltig negative Wirkung. Die Nebenerscheinungen führen an die Grenze der Belastbarkeit. Neue Möglichkeiten werden gesucht, da auch der Arzt des Vertrauens nicht weiterhelfen kann.

Die Suche nach dem Strohhalm geht weiter …

Die Verzweiflung wird immer grösser. Die neue Suche nach einer adäquaten Behandlung findet vorläufig ein Ende bei einer Schmerzklinik mit ambulanten Behandlungsmöglichkeiten.

In der Zwischenzeit ist auch der Hausarzt gewechselt worden. Die dauernde Medikamentenverschreibung musste abgebrochen werden. Der neue Hausarzt hört gut zu und zeigt sich von der menschlichen Seite. Er hat Zeit für ein vertiefendes Gespräch. Die Wartezeiten im Wartzimmer werden gerne in Kauf genommen.

Die Schmerzklinik bietet verschiedene Therapien an. Als erstes wird ein Gespräch mit einer Fachpsychologin durchgeführt. Dieses verläuft respektvoll und wertschätzend. Die Fachfrau bestätigt, dass die Patientin keine Depression hat.

Als nächstes wird der Weg zu einem Neurologen gesucht. Der gewünschte Neurologe ist aber nur schwer zugänglich. Der Termin bei einem anderen Neurologen ist die Einleitung eines traumatischen Erlebnisses.

Er überweist die Patientin per sofort und ohne "Wenn-und-Aber" in eine psychiatrische Klinik. Vorausgegangen ist eine rudimentäre Abklärung. Es ist zu vermuten, dass der Neurologe den Bericht des Kantonsspitals als Basis gehabt hat. Ein Gespräch findet nicht statt. Es wird lediglich verordnet.

Wir haben keinerlei Erfahrung mit solchen Institutionen und willigen ein. Der Aufenthalt dauert drei Tage. Es ist kaum auszuhalten, was in der Psychiatrie anzutreffen ist. Eine Ansammlung von antriebslosen Personen, die mit Medikamenten voll gepumpt werden, sind im Zentrum der Aufmerksamkeit. Die Patientin braucht keinen Antrieb, schon eher das Gegenteil. Der Chefarzt ist spürbar Mensch. Er zeigt Verständnis für die Patientin, ist selber zum Schluss gekommen, dass keine Depression vorliegt und verordnet Naturpräparate und sagt, dass die Patientin jederzeit wieder gehen kann.

Die Stimmung in der Klinik ist sehr unterkühlt. Kahle Wände, keine Bilder, keine Kommunikation nach aussen. Es ist ein Gefängnis, in welchem die Insassen nach Erlaubnis fragen müssen, wenn sie die Türe öffnen wollen. Das Schlimmste aber sind die "Mitpatienten", die herumliegen und geschehen lassen, was auf sie zukommt. Unsere Intervention führt zur Entlassung. Unverständlich, was dieser Neurologe angerichtet hat. Offensichtlich ist er davon ausgegangen, dass die Patientin ein "Psychofall" ist und in die "Klapsmühle" gehört. Das ist so erniedrigend, dass einige traumatische Erlebnisse aufzuarbeiten sind.

Fazit: Der Höhepunkt der ärztlichen Inkompetenz führt in die Psychiatrie. Auch hier wieder die Bestätigung, dass keine Depression vorliegt.

Die Hoffnung stirbt zuletzt ... aber manchmal stirbt sie wirklich

Weihnachten stehen vor der Tür. Höchste Zeit dafür, dass mit der Familie gefeiert werden kann.

Wir haben beschlossen, dass wir zuhause die eigene "Rehabilitation" einrichten. Das ist wohl besser als zwischen Ratlosigkeit von Ärzten hin und her geschoben zu werden. Der Eindruck ist stark vorhanden, dass zu viele im Ärztekuchen eine "Durchlauferhitzerfunktion" übernehmen und eigentlich überflüssig sind. Was mit Sicherheit gesagt werden kann ist, dass diese Personen die Krankenkosten stark anheizen, sicher nicht dämpfen.

Wir lassen uns jetzt Zeit, da der bisherige Verlauf Spuren hinterlassen hat. Die folgenden Wochen sind gekennzeichnet von Wechselbädern der Gefühle und der Schmerzen. Ein Tag ist in relativem Gleichgewicht, ein anderer Tag ist wieder die Hölle. Die regelmässigen Spaziergänge sind gut verträglich und leisten mit Sicherheit einen Beitrag zur Genesung. Immer aber herrscht noch der Eindruck vor, im eigenen Körper gefangen zu sein. Herzrasen gehört nach wie vor zur Tagesordnung und begleitet die inneren Unruhen. Das Krippeln im Körper gehört zum Alltag und verstärkt das Unruhegefühl. Die Nächte sind sehr unterschiedlich; eine Nacht keinen Schlaf, darauf folgt eine Nacht mit gutem Schlaf bis in die frühen

Morgenstunden. Die Muskelschwächen sind typisch. Sie gehen so weit, dass daraus fast unerträgliche Muskelschmerzen entstehen.

Die Einnahme von Naturpräparaten aus der Psychiatrie verfehlen ihre Wirkung total. Der Hausarzt hat begriffen, dass ein Medikament nötig ist, welches entzündungshemmend wirkt. Schliesslich ist es ein Generikum, welches mittelfristig seine Wirksamkeit entfaltet. Aus den eigenen Protokollierungen der Schmerzverläufe wird es möglich, die Dosierung entsprechend einzustellen und die Zeitpunkte der Einnahme so zu wählen, dass die Wirkungen erwünscht sind und mithelfen die sich wiederholenden Krisen einigermassen zu steuern und zu regeln.

Die Zeit zieht ins Land und die Besserung der Attacken und der Schmerzen ist nicht so in Sicht, dass von einer Erleichterung gesprochen werden kann. Wir erinnern uns in dieser Zeit an einen Kollegen, der ein gutes Netzwerk zu Top-Spezialisten aufgebaut hat. Daraus ergibt sich ein brieflicher Kontakt mit einem bekannten Neurologen. Dieser schreibt, auf der Basis der beobachteten Ereignisse, einen netten Brief, erkennt die Nervenentzündung und empfiehlt eine Rehabilitation in einer spezialisierten Klinik.

Dieses sich um einen Patienten kümmern, den man noch nie gesehen hat, ist beeindruckend und verbessert das Image der bisher tätigen Spezialisten, die sehr unglücklich interveniert haben. Die Patientin lebt mit der Durchhalteparole "jetzt erst recht" und bringt sich mit wechselnden und anderen Schmerzen über die Runden. Es stellen sich jetzt eher Erscheinungen ein, die mit Pfeilen oder Nägeln im Körper umschrieben werden können. Der Kopf ist immer der Ausgangspunkt. Die Nadelstiche enden jeweilen in den Beinen. So zieht ein weiterer Monat ins Land.

Der Hausarzt nimmt bei einem weiteren Besuch den Faden auf und meldet die Patientin in der Rehabilitation an und verlangt gleichzeitig eine Kostengutsprache bei der Krankenkasse.

In diese schwierige Zeit fällt auch der Geburtstag. Wie feiern mit den Kindern und der Enkelin und hoffen auf Besserung.

Fazit: Es geht so weiter, wie es schon immer war. Die Zeit zieht ins Land. Es sind nun 1,5 Jahre seit dem körperlichen Absturz verflossen.

Reha, ja oder nein, das ist die Frage ... der Prozess zur psychischen Stigmatisierung

Nein, ist die Antwort, da der Arzt der Krankenkasse der Kostengutsprache des Hausarzts nicht entsprochen hat. Da hat auch ein Begleitbrief eines bekannten Neurologen nicht geholfen Die ablehnende Begründung der Krankenkasse stigmatisiert das Paar, welches seit 45 Jahren verheiratet ist. Der Ehemann wird in der Begründung zum grossen Sicherheitsrisiko bei ambulanten Behandlungen emporstilisiert und das Verhalten der Ehefrau soll auf einen tiefen Ehekonflikt hindeuten. Es wird dringend eine Paartherapie empfohlen. Unsere Reaktion ist scharf und fordert – mit den entsprechenden Grundlagen verbunden – eine Entschuldigung ein. Bei Ausbleiben wird eine Klage ins Auge gefasst. Diese Beurteilungsgeschichte seitens Krankenkasse bestätigt nur die Tatsache, dass in der Schweiz aktuell 42% psychisch stigmatisiert werden. Diese Tatsache wird auch von Ärzten bestätigt.

Ein Telefon mit dem Vertrauensarzt zeigt, dass er bei seiner Beurteilung von einer falschen Datenbasis ausgegangen ist. Es war der Versuch die Patientin und ihren Ehepartner psychisch zu stigmatisieren. Der Brief mit der Richtigstellung der Beurteilung folgt schnell und der Reha-Aufenthalt wird genehmigt.

Anfang März kann die Patientin zu einem Diagnosetermin ins berühmte Neurozentrum zum Chefarzt selber gehen. Er hat auf unsere Anfrage sofort und unbürokratisch reagiert. Wir sind auf seine Diagnose gespannt. Das weitere Vorgehen wird im Wesentlichen davon abhängen.

Fazit des Besuchs; Da steh ich nun, ich armer Tor und bin so klug als je zuvor. Der Neurologieprofessor spricht eine Stunde mit der Patientin, nimmt die noch vorhandenen Beschwerden verständnisvoll entgegen und klärt darüber auf, dass es Körper, Seele und Geist gibt, sowie die Psychosomatik. Er macht keine Untersuchung und geht davon aus, dass ihre Arbeit nur Eu-Stress auslösen muss. Arbeiten will er keine sehen. Er hätte ja begreifen können, dass dem nicht so sein muss. Auch dieser Arzt stützt sich auf eine schmale Datenbasis; in diesem Fall die Ablehnung der Kostengutsprache mit der psychischen Stigmatisierung. Das Ergebnis ist ein Angebot eines drei wöchigen Rehabilitationsaufenthalts mit Bewegungs- und Koordinationsprogramm. Dies als Hausaufgabe zur Überlegung, verbunden mit einem Termin in vier Wochen. Ist das nachhaltige Medizin?

Wir sind mit diesem Prozess unzufrieden und gehen nochmals zu einem Neurologen in der Stadt, den wir von der Therapie vor dreizehn Jahren kennen. Er nimmt sofort Messungen vor und macht neurologische Tests, die wir schon lange erwarten. Das Ergebnis ist, dass das zentrale Nervensystem aus dem Gleichgewicht und die körperlichen Aspekte in Ordnung sind. Er empfiehlt die ambulante Therapie zu Hause, in der gewohnten Umgebung fortzusetzen und auf Geduld zu setzen. Die stationären Therapien in Reha-Kliniken seien häufig ohne erwünschte Wirkung, auch wenn die Rehabilitationskliniken voll sind.

Fazit

Ein sieben Monate dauernder Prozess, von Arzt zu Arzt und Institutionen. Wir treffen viele Durchlauferhitzer-Ärzte an, die sehr schnell an der Grenze ihres Könnens sind. Die Netzwerkarbeit, mit der Zuweisung von Aufträgen, funktioniert sehr gut. Leider ist in unserem Fall die Qualität nicht besser geworden.

Die "Götter in Weiss" bedienen sich mit Daten, die nicht vollständig oder falsch sind. In den Arztberichten werden Irrtümer weitergegeben, ohne die Betroffenen zu involvieren. Die Irrtümer entstehen an den Schnittstellen zu anderen Ärzten; es sind keine Nahtstellen sondern Fehlerquellen. Es gibt bei Ärzten starke Zurückhaltung zu beobachten, wenn der Patient von seinen Recherchen auf dem Internet berichtet; beispielsweise von Statistiken zur Abgabe von Medikamenten, mit den entsprechenden Nebenwirkungen. Es wird nicht verstanden, dass ein stark allergischer Patient sich darum kümmert. Wir sind im Zeitalter des Wissens. Das Wissen ist der einzige Rohstoff, der sich durch seine Teilung vermehren kann. Dieser demokratisierende Umgang mit Informationen wird mit starkem Argwohn beobachtet. Wenn wir die Art und Weise des Arbeitsstils der angetroffenen Ärzte im Zeitalter des Internets beobachten, dann kann dies fast nur Bedauern auslösen. Es ist verständlich, dass mit dieser Art zu Arbeiten die Informationsflut nicht zu bewältigen ist. Es bleibt eine Patientin zurück, die nicht geheilt worden ist. Sie hat aber das "Heft in die eigenen Hände" genommen und vertraut auf die Selbstkompetenz den richtigen Weg weiter zu gehen. Die gemachten Erfahrungen mit dem Gesundheitssystem werfen ein schiefes Licht. Das Preis-Leistungsverhältnis und die Qualität stimmen nicht. Wir haben ein teures und komplexes Gesundheitssystem. Die Kompliziertheit ist den Beteiligten selber zuzuschreiben. Die Komplexität wird nicht beherrscht. Reduzieren kann man Komplexität nicht, aber beherrschen lernen könnte man sie.

Und doch ... die Sonne geht am Horizont auf ...

Eigene Recherchen auf dem Internet führen zur ambulanten Behandlung in einer Schmerzklinik in der Zentralschweiz. Da funktioniert alles ganz anders; niemals entsteht der Eindruck in einem Spital zu sein. Die Betreuer sind wertschätzend und zuvorkommend. Der zuständige Schulmediziner, ein Spezialist in der Komplementärmedizin, geht wissenschaftlich vor. Er erklärt die Zusammenhänge und stellt – unter anderem fest, dass ein starker Vitamin B12 Mangel vorliegt. Der Stress der Patientin ist dadurch verstärkt worden. Sofort werden für 6 Monate Procaininfusionen gemacht, in Kombination mit Osteopathie, die der Arzt selber ausführt. Es wird klar, dass die Nervenentzündung mit der Kinderlähmung und dem Autounfall in Verbindung sind. Curcumin wird verschrieben, damit die Entzündungsherde und das Wasser im Körper abgebaut werden können. Die Viren, die seit der Kinderlähmung, im Körper sind, haben den Burgfrieden gekündigt. Der Stress über die Arbeit hat dies alles verstärkt. Endlich wird Besserung spürbar. Die Sonne ist seit 2,5 Jahren doch wieder aufgegangen und erscheint nun am "Himmel der langsamen Besserung". Alle weiteren Therapien sind sistiert und die Selbstheilungskräfte machen sich breiter und breiter. Der nachhaltige Eindruck bleibt zurück, dass zu viele Experten bei Nervenkrankheiten hilflos sind und Weiterempfehlungen machen, die den Zustand nicht bessern. Auch die Auswahl von Physiotherapien hat mehrere "Runden" gebraucht, bis die richtige Anlaufstelle gefunden worden ist. Zuviele Physiotherapeuten haben einfach ihr Routineprogramm umgesetzt, ohne auf die Verschreibung des Arztes zu achten. Schliesslich hat die Empfehlung einer Bekannten zur richtigen Therapeutin geführt. Nach dreieinhalb Jahren Leidenszeit ist die Hoffnung auf eine vollständige Genesung berechtigt und gross.

Führung und Organisation im Gesundheitswesen;warum Reformversuche immer scheitern

- Hierarchische gegen Prozessorganisationen
- Wie ist eine Prozessorganisation aufgebaut?
- Führung von Prozessorganisationen
- Warum funktionieren die Reformen – beispielsweise in Spitälern – oft nicht?

Die hierarchischen Organisationsformen sind am weitesten verbreitet. Sie sind von "oben nach unten" aufgebaut und stellen die Teilung der Verantwortlichkeiten und Kompetenzen innerhalb der Organisation ins Zentrum. Die Prozessorganisationen stellen die Patienten ins Zentrum, statt die Hierarchen. Am Beginn des Prozesses steht das Patientenbedürfnis und am Ende des Prozesses steht die Erfüllung des Patientenbedürfnisses.

Hierarchische gegen Prozessorganisationen

Die Pyramide ist das Grundmodell der hierarchischen Organisation. An der Spitze der Pyramide steht der Chief Executive Officer, der die Gesamtverantwortung für das Unternehmen trägt. Unter dieser Spitze werden die Funktionen, zur Erfüllung der Zweckbestimmung der Organisation aufgegliedert und hierarchisch strukturiert. Die hierarchisch gegliederten Funktionen werden in Abteilungen aufgegliedert; zB Abteilung "Pflege" oder Abteilung "Chirurgie" etc. Diese Aufgliederung beinhaltet automatisch wechselseitige Abhängigkeiten, die dazu führen, dass Kompetenzkonflikte entstehen. Man spricht in diesem Zusammenhang von "Kaminorganisationen", weil innerhalb einer Abteilung die sich stellenden Aufgaben immer wieder von "oben nach unten" organisiert werden.

Wie ist eine Prozessorganisation aufgebaut?

Die Prozessorganisation ist durch die folgenden Elemente charakterisiert:

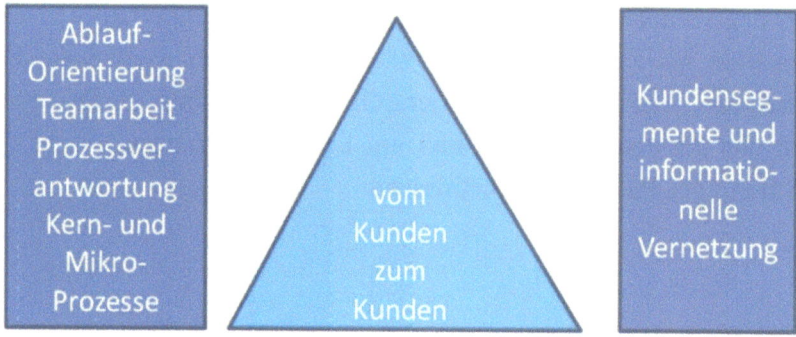

Bei den Prozessen handelt es sich immer um eine Wertschöpfungskette, bei welchen Patienten involviert sind und die für die erfüllten Erwartungen bereit sind zu bezahlen. Die Kernprozesse sind von den unterstützenden Prozessen und den zentralen Funktionen zu unterscheiden. Die Kernprozesse können so charakterisiert werden, dass das Spital in diesem Gebiet wettbewerbsentscheidende Vorteile hat. Sie bieten den Patienten wahrnehmbare Nutzenstiftungen. Diese Prozesse sind einmalig und können nicht leicht imitiert werden. Schliesslich sollen die Kernprozesse nicht durch andere Problemlösungen ersetzt werden können. Die unterstützenden Prozesse liefern Dienstleistungen für die Kernprozesse und die zentralen Funktionen steuern die strategische Ausrichtung und leisten für alle Prozesse unverwechselbare Dienstleistungen.

Eine zielgerecht eingeführte Prozessorganisation ist ein Optimierungshebel, in dem die Kundennutzen gesteigert, die Kosten gesenkt, die Durchlaufzeiten minimiert und die Qualität gesteigert wird. Dafür sind die folgenden Aspekte wichtig und umzusetzen:

Die Kernprozesse sind triagiert nach Standard und Einzelanfertigung. Kernprozesse können sein; Pflege, Notfalloperationen, etc.

Die einzelnen Tätigkeiten innerhalb eines Prozesses werden zusammengefasst.

Parallele Bearbeitungsschritte ersetzen die bisherigen, sequentiellen Tätigkeiten

Die Kontrollen und Abstimmungen zwischen den Tätigkeiten werden reduziert.

Die Arbeitszeiten sind flexibilisiert und Engpässen werden beseitigt.

Die EDV-Systeme sind an die Bedürfnisse der Prozessorganisation angepasst.

Die bisherigen Schnittstellen sind reduziert. Irrtumsquellen sind behoben, Unverantwortlichkeitsquellen sind verhindert und die Übertragung von intuitivem und organisatorischem Wissen sind möglich

Teamarbeit ist installiert. Die Teams sind heterogen zusammengesetzt, Alter, Geschlecht und Know-how.

Für ein Spital könnte das Basismodell einer Prozessorganisation wie folgt aussehen:

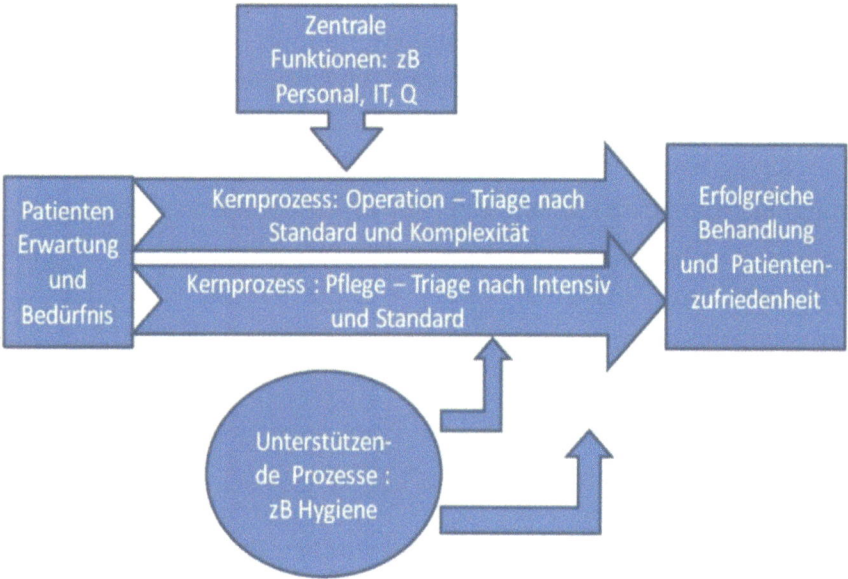

Die Kernprozesse für die medizinische Versorgung können die Folgenden sein:

Zuerst folgt die Triage ob Spital oder Hausarzt? Ist ein Spezialist nötig? Stationär oder ambulant?, Pflegebedürftigkeit? Wie sieht die Nachversorgung aus? Reha, Kur oder Physiotherapie am Wohnort?

Im Spital sind es Prozesse wie "Operation, Pflege". Dabei ist zu triagieren; bei den Operationen, zum Beispiel "Routineeingriff, Notfall, komplexe Operation, etc."

Die unterstützenden Prozesse und die zentralen Funktionen für ein Spital können die folgende sein: beispielsweise Personalmanagement, Finanzmanagement, Public Relations, Informatik, Hygiene etc.

Selbst wenn Spitäler ähnliche Angebote haben, ist von Spital zu Spital zu differenzieren.

Führung von Prozessorganisationen

Die Prozessorganisationen lassen eine verstärkte Konzentration auf die Patienten und ihre Bedürfnisse zu, reduzieren die Schnittstellen und überführen diese in Nahtstellen, erfordern verstärkte Teamarbeit und Kooperation, fördern die Verantwortung in den Prozessen und integrieren vor- und nachgelagerte Prozesse. Der "einzige Nachteil" sind die steigenden Anforderungen an alle Mitarbeiter*innen und im speziellen an die Führung der Prozesse.

Die Führung prozessorientierter Organisationen stellt höhere und andere Anforderungen an die Chefs. Das Prinzip "kommandieren, kontrollieren und korrigieren" wird ersetzt durch "kooperieren, kommunizieren und qualifizieren".

Die strategische Führung ist gefordert durch die Gestaltung der zentralen Funktionen; Human Resources mit dem zentralen Aspekt der strategischen Personalentwicklung, die Informations- und Kommunikationstechnologie mit der Integration von IT-Lösungen zur Unterstützung der Kern- und unterstützenden Prozesse sowie die Umsetzung der Möglichkeiten der Künstlichen Intelligenz, das Qualitätsmanagement nach ISO – Internationale Standardorganisation für Dienstleistungen – als Gesamtsystem und im speziellen die Gestaltung des kontinuierlichen Verbesserungsprozesses und des Ideenmanagement für alle Mitarbeitende und die Ausrichtung der Organisation auf die Patientenmärkte mit überzeugenden Auftritten in der Öffentlichkeit. Schliesslich ist die strategische Führung zu erwähnen, die das ganze Unternehmen in einen Zielfindungs- und Budgetierungsprozess einbindet und Ziele formuliert, die messbar, spezifisch ausgerichtet, anspruchsvoll und zeitgebunden formuliert und innerlich in allen Prozessen übernommen worden sind. Die agilen Organisationen zeichnen sich durch eine klare Prozessorientierung aus, sie werden durch kürzere Entscheidungswege, flachere Hierarchien und Arbeit im Team charakterisiert. Die empirische Forschung zeigt auf, dass die agilen Organisationen wesentlich bessere Werte bei den Margen und beim Wachstum haben, als herkömmliche Organisationen mit strengem hierarchischem Aufbau.

Warum funktionieren die Reformen – beispielsweise in Spitälern – oft nicht?

Bei den angesprochenen Reformen geht es um komplexe Prozesse der Veränderung. Damit diese gelingen braucht es folgende Voraussetzungen:

- Visionen und Strategien
- Fähigkeiten und Kenntnisse
- Leistungen, die Ansporn bieten
- Mittel finanzieller, personeller und zeitlicher Art
- Aktionspläne und
- zielführende Massnahmen

Fehlende Visionen und Strategien führen zu Verwirrung und Chaos, fehlende Fähigkeiten und Kenntnisse führen zu Ängsten, fehlender Leistungsansporn führt zu langsamen Veränderungen, fehlende Mittel führen zu Frustrationen, fehlende Aktionspläne führen zu Fehlstarts und fehlende Massnahmen sind verpasste Veränderungen.

Es kann nicht davon ausgegangen werden, dass die Mitarbeitenden auf Veränderungen warten und Veränderungsbedarf einfach so akzeptieren. Nötig sind Freiräume für Experimente; so ist es ratsam Veränderungen in einem überschaubaren Umfeld als Prototyp auszutesten und Lernprozesse auszulösen. Der Faktor "Zeit" ist bei allen Veränderungsprozessen sehr wichtig; dafür gibt es ausgereifte Visualisierungsmöglichkeiten, um allen Mitarbeitenden den aktuellen Stand der Umsetzung zu kommunizieren. Wird es offenkundig, dass einzelne Mitarbeitende unüberbrückbare Veränderungswiderstände bewusst oder unbewusst anbieten, müssen schnelle Entscheidungen für Ersatz getroffen werden. Das strategische Führungsteam muss als Team wahrgenommen werden, sonst ist der Absturz eines Veränderungsprozesses vorprogrammiert. Der gesamte Veränderungsprozess braucht einen inneren Zusammenhalt; dieser ist erreichbar mit einer klaren Mission und damit, dass strategisch wichtige Themen wiederholt dargestellt werden. Die Durchführung der Veränderung erfordert eine sorgfältige Methodik und Didaktik, die von den Betroffenen nachvollzogen werden kann. Eine Kampagne, mit einer klar beschriebenen Mission, erleichtert den Reformprozess. Komplexe Reformprozesse sind wie ein Wettrennen, bei welchem es keine Ziellinie gibt. Schliesslich empfiehlt es sich, den Veränderungs- und Reformprozess begleiten zu lassen. Ein Coaching ist angesagt, welches die Veränderungsprozesse durch Hilfe zur Selbsthilfe. erleichtert

Zusammenfassung und Ausblick

Ein zentraler Aspekt ist die integrative Medizin. Es kann nicht sein, dass die Schulmedizin der Komplementärmedizin gegenübergestellt wird. "Integrativ" bedeutet, dass aus beiden Disziplinen situationsbezogen des Optimum gesucht wird. Die Gesundheitsforschung zeigt, dass dieser Ansatz erfolgsversprechend ist; es ist anerkannt, dass beispielsweise bei leichten Depressionen Achtsamkeitsinterventionen oder Meditation hilfreich sind. Werden diese integrativen Umsetzungen gemacht und mit CareManagement und Risikodialog verbunden, können Kosten nachhaltig eingespart werden. Die Experten sprechen mit den Patienten, nicht über die Patienten.

Ein wesentlicher Teil einer Kosteneindämmung ist das Verständnis und die Berücksichtigung der dynamischen Zusammenhänge zwischen Leistungsträgern, Leistungserbringern und der Politik auf der Bundes- und Kantonalebene

Da die Anreize für Leistungen an der Quantität orientiert sind, müssen neue, qualitative Bemessungsgrundlagen für die Abgeltung von Leistungen entwickelt werden, zB die Anzahl Infektionen nach erfolgten Operationen, nicht die Anzahl medizinischer Eingriffe, etc.

Die Lobbyverbindungen im Parlament sind zu hinterfragen und aufzuheben; "wess Brot ich ess, dess Lied ich sing", gilt auch hier. Die aktuelle Anzahl von rund 150 Mandaten im Gesundheitsbereich, teilweise verteilt auf wenige Personen lösen kumulierbare Interessen aus, die dem Gesundheitssystem und den daraus resultierenden Kosten nicht dienen

Die Leistungserbringer sollten ihre Logistikprozesse nach Einsparpotenzialen untersuchen; zum Beispiel Kosten für Lager, Raummieten, Entsorgung für abgelaufene Medikamente, etc. können über schlankere Prozesse mit der Reduktion von Schnittstellen und aller Irrtumsquellen Kosten gespart werden. Bei den Gemeinkosten können 3-stellige Millionen-Beträge eingespart werden.

Eine weitere Möglichkeit zum Kampf gegen die hohen Kosten ist der degressive Arzttarif, der in der Waadt mit Ärzten und Krankenkassen getestet wird. Es geht um die Preise für frei praktizierende Ärzte. Die degressiven Tarife sind Tarife, die automatisch sinken, wenn ein gewisses Kostenniveau überschritten wird. Steigen die Kosten pro Patient in einem Jahr mehr als 1,5%, sinkt im Jahr darauf automatisch die Höhe des Taxpunktes. So könnte ein übermässiges Wachstum der Kosten verhindert werden. Die Taxpunkte bewegen sich in der Schweiz zwischen 82 und 96 Rappen pro Taxpunkt. Dieser Ansatz kommt der Tatsache entgegen, dass die Ärzte immer mehr Behandlungen durchführen, weil der Anreiz der Masse gilt. Der Bundesrat geht eher auf Zielvorgaben, so dass sich vielleicht eine Kombination der degressiven Tarife mit den Zielvorgaben umsetzen lässt Die Kosten lassen sich über den Preis, Unterlassungen bei Behandlung, Notfallmedizin, Personal und Infrastruktur beeinflussen sowie durch Wartezeiten. Alles hat auch Nachteile. Die Nachhaltigkeit liegt im Behandlungsprozess. Durch gute Koordination lassen sich 3- 5 % Behandlungskosten und etwa 10 % bei Lohn- und Rentenkosten einsparen. Die Erfahrungen sind noch abzuwarten. Heftige Auseinandersetzungen sind vorprogrammiert.

Es zeichnet sich ein Trend zu Gruppenpraxen ab. In einer gut funktionierenden Gruppenpraxis kann eine Umsatz-Rendite von 5% erwirtschaftet werden, weil sich mehrere Ärzte in die Infrastruktur wie Geräte und Personal teilen können. So können Kosten optimiert werden. 2016 waren noch 54,8% von 18 500 Ärzten im ambulanten Sektor in einer Einzelpraxis tätig; in Gruppenpraxen rund 7% mehr als noch 2008. Beispiele sind: Medbase, Ärztezentren Deutschschweiz, Sanacare, Monvia, Meconex, Medix Zürich, Arzthaus.ch, Hirslanden, City Notfall und Localmed und Medgate-Gruppe. Nebst finanziellen Optimierungsmöglichkeiten kann auch erwartet werden, dass über den Wissens- und Erfahrungsaustausch die Qualität der Dienstleitungen, der Diagnosen und Therapien verbessert werden kann. Hier sehen wir auch die andere Seite, Patienten können alle Ärzte der Gruppenpraxis durch gegenseitige Zuweisungen kennen lernen

Einige Kennziffern mit Sparpotenzialen: Die Krankheitskosten eines chronisch Kranken betragen im Durchschnitt CHF 28 400.-- pro Jahr. CHF 27 Mrd der Kosten entfallen auf die Spitäler. CHF 26 Mrd der Kosten entfallen auf Ärzte und Spezialärzte. Patienten, die nicht therapietreu sind verursachen viermal mehr Kosten, gegenüber Patienten, die Therapie treu sind; vorausgesetzt ist, dass die Therapie zielführend ist. Die Therapietreue ist bei Krebspatienten mit 80% am höchsten, bei chronischen Lungenkrankheiten nur 51%. 80% der gesamten Gesundheitskosten verursachen chronisch kranke Patienten.

Mit der Verlagerung von "Stationär zu Ambulant" werden die Kosten von den öffentlich-rechtlichen Spitälern von Kantonen und Gemeinden zu den Krankenversicherern verschoben. Die öffentliche Hand finanziert Behandlungen nicht mehr. Dies führt zur Verlagerung der Kosten auf die Krankenkassen und die Prämienzahler. Bei den Zusatzversicherten wird man nach rund einem Jahr die Folgen der Verlagerung abschätzen können. Erste Pilotversuche im Kanton

Luzern sind erfolgversprechend; höhere Prämien zeichnen sich beim Katalog der 12 ambulant erfolgenden Operationen nicht ab und Sparpotenzial wird sichtbar. Das Bundesamt für Gesundheit geht von einem Sparpotenzial von rund CHF 90 Mio aus. Grundsätzlich ist zu verhindern, dass Ambulant und Stationär unterschiedlich finanziert werden. Bei einer Gleichbehandlung beim grössten Kostenblock kann mit Einsparungen gerechnet werden.

Generell kann beobachtet werden, dass der Anteil Halb- und Privatversicherte dramatisch abnimmt. Ambulant vor Stationär ist die Devise. Die Kantone Zürich und Luzern führen dieses Prinzip ein. Es wird davon ausgegangen, dass die Verlagerung für die Versicherer grundsätzlich keine Mehrkosten nachziehen wird. Die betroffenen Behandlungen sind nach der Einschätzung des Kantons Zürich 2,3mal teurer als ambulant. Curafutura stützt sich auf detaillierte Berechnungen. Die Preise aller Eingriffe auf der ambulanten Liste sind gerechnet worden. Beispielsweise kommt der Herzschrittmacher pro Implantation auf CF 6 500.-- Mehrkosten für die Prämienzahler. Curafutura kommt nach der Analyse zum Schluss, dass die amtlich verordneten ambulanten Eingriffe in 17 von 27 Fällen zu massiven Mehrkosten für die obligatorische Krankenpflegeversicherung führen und letztlich auf die Prämienzahler zurückfallen. Würde die Liste der ambulanten Eingriffe in der ganzen Schweiz durchgeführt, würden die Mehrkosten von CHF 45 Mio für die Prämienzahler bedeuten. Wer Recht hat, wird sich weisen.

Die Frage sei erlaubt, ob die Spitalversicherung eine Zukunft hat, oder welche gültigen Modelle müssen an die neuen Kundenbedürfnisse angepasst werden? Tatsache ist, dass noch viele Schweizer*innen überversichert sind, weil die Gesundheit ein hohes Gut ist. Fast ein Viertel der Bevölkerung ist bei den teuren privaten oder halb privaten Versicherungen dabei; 8% und 11% sind die Schätzungen. Die jüngeren Generationen stellen sich die Frage nach dem Nutzen der teuren Versicherungen und der Zusatzversicherungen immer mehr. Die Grundversicherungen umfassen schliesslich stark ausgebaute Leistungskataloge. Versicherungen und Spitäler machen sich bereits Überlegungen zu "Flex Modellen"; Die Patienten könnten bei diesen Modellen in Abhängigkeit der Situation zur Grundversicherung zusätzliche up-Grades machen. Solche Modelle sind für die Krankenkassen weniger attraktiv, sie kanibalisieren die traditionellen Halbprivat- und Privatversicherungen. Die Versicherten in solchen Modellen könnten Prämien einsparen und nur dann ein up-Grade machen, wenn es die Situation verlangt. Eher keine Einsparungen; nur die Einnahmen der Behandler und Spitäler sinken, aber die Steuern steigen. Die Ausgangslage ist, dass vier Fünftel der Patienten nebst der Grundversicherung eine Zusatzversicherung haben, was für die Krankenkassen ein gutes Geschäft ist. Der Markt beträgt heute rund CHF 8 Mrd.

Comparis wird eine Initiative zur Beurteilung ärztlicher Leistungen machen, wie das heute bei Hotels schon der Fall ist. Das Internet bietet diese Möglichkeiten an und kann die kritische Beurteilung ärztlicher Leistungen ans Tageslicht fördern. Vielleicht ein künftiger Massstab für die Gestaltung variabler Lohnanteile oder Bonusvergütungen bei ärztlichen Leistungen.

Die Demografie zeigt heute schon, dass es Probleme bei der Finanzierung der Pflege und Betreuung alter Menschen geben wird. Zu viele Menschen können heute schon die hohen Kosten nicht selber tragen oder die Krankenkassenprämien nicht mehr bezahlen. Die gesellschaftliche Entwicklung und die Zerbröckelung des Gesellschaftsvertrags tragen dazu bei, dass sich die Situation für alte Menschen verschlechtern wird. Die Politik ist noch nicht soweit für die Pflege und Betreuung gesetzliche Lösungen umzusetzen. Pro Jahr werden rund Pflegeleistungen von Angehörigen im Rahmen von 20 000 Vollzeitstellen geleistet, rund der Personalbestand von Swisscom. Es muss auch festgestellt werden, dass Verwahrlosung und Misshandlungen zunehmen. Bei den personellen und finanziellen Problemen, die durch die Überalterung ausgelöst werden, muss das Augenmerk stark geschärft werden. Das Sparpotenzial bei den hohen Betreuungskosten in Alters- und Pflegeheimen kann nur geschätzt werden. Rechtzeitige Behandlung und gute Betreuung führen zu Kostensenkung und geschultes Personal in den Institutionen lassen Kosten senken.

Der Bundesrat ist, mit dem Versuch Kosten zu senken, nach wie vor "aktiv". Eine Expertengruppe hat 38 Vorschläge erarbeitet. Darunter findet sich eine Kostenkontrolle, die ab einer Steigerung der Kosten von 2,7% aktiv werden soll. Entschieden wird diese sehr umstrittene Massnahme 2019. Weiter soll ein Experimentierfeld für Versuche ausserhalb des geltenden Gesetzes geschaffen werden. Schliesslich sind auch die Generikapreise mit der Verbindung von Referenzpreisen ein Thema. Der Bundesrat hat mit 3 zu 4 Stimmen die Bremse gezogen und die Lobbyisten haben, trotz Sparpotenzial von mehreren CHF 100 Mio, Widerstand geleistet. In marginalen Bereichen tut sich vielleicht etwas … immerhin.

Eine neue Möglichkeit wird bei der angepassten Erhöhung der Franchisen gesehen. Diese würden den Gesundheitskostenentwicklungen angepasst. Bei rund 4% Kostenerhöhung ergibt dies alle 3 bis 4 Jahre eine Erhöhung der Franchisen um CHF 50.-- Bundesamt für Gesundheit – Die Formel lautet: Die ordentliche Franchise beträgt ein Zwölftel der Bruttokosten pro Patient.

Der Selbstbehalt von 10% bleibt bestehen. So sollen Bagatellbe-handlungen und Mehrfachuntersuchungen vermieden werden. Die unterschiedlichen Beurteilungen in der Politik sind bereits sichtbar. CEO CSS macht nun sogar den Vorschlag eine Franchise von CHF 10 000.-- zu ermöglichen; allerdings ohne genau zu wissen, wie sich die heutigen Franchisen in der Bevölkerung verteilen. Schätzungen von CSS gehen davon aus, dass bei den Prämien pro Monat CHF 170.-- gespart werden könnten.

Schlussbemerkungen

Im Wesentlichen sind es drei Gründe für den Kostenanstieg:

1. Immer mehr Personen werden immer älter, allerdings nimmt die Rate von demenzkranken Personen auch zu. Das führt zu intensiverer Pflege mit neuen Methoden.

2. Es gibt immer mehr neue Behandlungsmethoden und Medikamente, auf die niemand verzichten will

3. Der Bundesrat hat eine Expertengruppe beauftragt, die Gründe für den dauerhaften Kostenanstieg zu eruieren. Die Expertengruppe schlägt 38 Massnahmen vor. Hier die wesentlichen Aspekte:

Es gibt sehr viele Ärzte und Spitäler, allerdings auch unterschiedliche Ärztedichten. Es gibt Wettbewerb um die Patienten, beispielsweise bei Spezialisten und bei der Betreuung zu Hause. Allerdings hat 2016 jeder fünfte Schweizer*in aus Kostengründen auf einen Arztbesuch verzichtet, auf Medikamente 12%. 5,3% des durchschnittlichen Haushaltbudgets müssen für die Gesundheit investiert werden, Tendenz steigend.

Die Ärzte nutzen den Informationsvorsprung gegenüber den Patienten aus. Dies dürfte in der Zukunft anders sein, weil die Patienten immer mündiger werden und besser informiert sind.

Mehr als das medizinisch Notwendige wird auch behandelt, weil dem Personal Boni winken. Ziel für die Auslastung müssen erreicht werden. Falsche Anreize, die auf die Menge statt auf die Qualität ausgerichtet sind.

Medikamente sind patentgeschützt und daher teuer.

Die Patienten kümmern sich wenig um die Prävention, weil es ein Kassenobligatorium gibt.

Also: im ganzen System gibt es falsche Anreize. Das Monitoring 2017 des Bundesamts für Gesundheit zeigt, wo die Kosten am meisten gestiegen sind; Behandlung von Ärzten +3%, Medikamente über Ärzte +5,2%, Laboranalysen +4,4%, Apotheken +1,8%, Ambulanz der Spitäler +4,6%, stationäre Spitäler 2,8%, Pflegeheime +0,7%, Spitex 6,6%, Physiotherapie +5,7%, Laboratorien +4% und übrige +2,2%.

4. Abschaffung des Vertragszwangs und stärkere Kontrolle der Ärzte bezüglich ihren Leistungen; es kann nicht sein, dass – ungeachtet der Qualität – jeder Arzt mit einem Diplom mit Krankenkassen abrechnen kann.

5. Reduktion der Anzahl Krankenkassen auf 10 bis 12 Institutionen und Verstärkung der Kontrolltätigkeit. Es genügt nicht nur als Zahlungsstelle aufzutreten und sich um die Qualität der Rechnungen nicht oder zu wenig zu kümmern. Es gibt eine Blockade der Leistungserbringer gegen die Transparenz.

6. Es ist zu befürchten, dass die Prozesse der Unfähigkeit Reformen umzusetzen noch so lange andauern, bis sich die Schweiz das teure System volkswirtschaftlich nicht mehr leisten kann … und das dauert noch.

7. Die Nutzer des Systems können sich die Krankheitskosten immer weniger leisten. Eine "Revolution" im Sinne eines Volks-

aufstands wäre wahrscheinlich heilsam. Dies ist eine grosse Illusion, weil die Saturiertheit und Ahnungslosigkeit der Nutzer immer noch zu stark im Zentrum ist und nur die Benachteiligten unter dem Zustand leiden.

8. Umsetzung des systematischen Qualitätsmanagements mit regelmässigem Monitoring und starken Prozessen der kontinuierlichen Verbesserung. Diese Ausrichtung muss mit dem Risiko-Dialog verbunden werden.

9. Das Kartell von Bund, Kantone und Krankenkassen aufbrechen.

10. Ein System umsetzen, welches auf Prävention, Therapie, Schadensbekämpfung und Repression aufbaut.

Heinz Locher sieht den Idealzustand wie folgt: "Das System verhält sich wie ein Junkie, der immer mehr Stoff braucht ... Die gesamte Bevölkerung hat unabhängig von der wirtschaftlichen Leistungsfähigkeit des Einzelnen Zugang zu einem ausreichenden, qualitativ hochstehenden und finanzierbaren Gesundheitssystem. Dessen Leistungen werden transparent ausgewiesen".

Mittel- bis Langfristig stellen sich Fragen der künftigen Finanzierung des Gesundheitswesen, vor allem unter der Annahme, dass immer weniger Personen die Krankenversicherung finanzieren können; es leben 615 000 Personen in der Schweiz unter der Armutsgrenze. Vielleicht könnte ein neues Steuerregime, zB eine Transaktionssteuer oder ein Strukturfonds bei der Nationalbank helfen?

Schlussbemerkung
Stefan Sigrist, Think Tank W.I.R.E. in NZZ vom 25.1.18

"Schaffen wir es, bei der Erneuerung und Weiterentwicklung des Gesundheitssystems die drei Voraussetzungen Ganzheitlichkeit, Partnerzentriertheit und Innovationsfähigkeit zu erfüllen, kann ein System gestaltet werden, das den zukünftigen Bedürfnissen und Strukturen des Gesundheitswesens gewachsen ist. Und vor allem eines, das den Patienten erlaubt, das zukünftige System mitzugestalten und es auf ihre individuellen Bedürfnisse zuzuschneiden – oder im Jargon des 21. Jahrhunderts; es zu "hacken".

Das Bundesamt für Statistik berichtet, dass die Gesundheitskosten bis Ende 2016 auf über CHF 80 Mrd angestiegen sind; dies sind noch vorläufige Zahlen, dürften aber weitestgehend zutreffen. Die Zunahme von 3,8% im Vergleich zum Vorjahr entspricht dem Trend der Vorjahre. Pro Kopf und Monat bedeutet dies CHF 800.--. Mit CHF 80,7 Mrd machen diese Kosten 12,2% des Bruttoinlandprodukts aus, 2015 waren es noch 11,9%. Die Mehrausgaben von rund CHF 3 Mrd lassen sich wie folgt verteilen: CHF 1,3 Mrd auf die Spitäler, bei Pflegeheimen und anderen sozialmedizinischen Einrichtungen sind es CHF 400 Mio, bei Arztpraxen CHF 200 Mio und bei ambulanten Leistungserbringern sind es CHF 500 Mio. Tendenz also gleich bleibend, problematisch.

Karl Ehrenbaum:

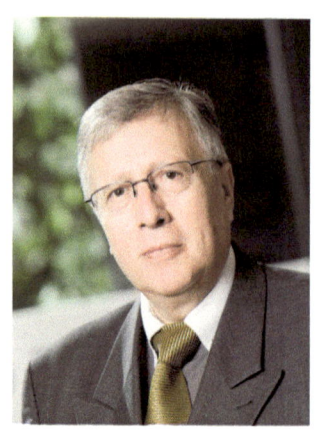

Berufserfahrung: Leitung Vertrieb Helvetia Unfall – Leitung Unfall-, Kranken-, Haftpflichtversicherungen, Alpina – Aufbau und Zusammenlegung aller Schadendienste der Zürich gruppe zu einer neuen Einheit – Leitung Gesundheitsmarkt Zurich Gruppe – seit 2011 eigenen Firma im Gesundheitsbereich: Ehrenbaum Health, Consulting GmbH

24.8.1949

Mandate: Stiftungsrat und Ausschuss Krankenversicherung Sanitas (24 Jahre)- Stiftung BfU (13 Jahre) – Verwaltungsrat und Ausschuss MediData AG (13 Jahre) – Vorstand und Ausschuss Krebsliga Zürich (2007 bis heute) – Stiftungsrat Schweizeriche Patientenorganisation SPO – Vizepräsident Fondation Assura (seit 2017 bis heute)

Autor: Umfassendes Risikomanagement im Krankenhaus – Standardisiertes Versorgungsmanagement im integrierten Versorgungsnetz Medi Point – " Der Patient", Was er will und was er braucht – Patientenorientierung als Erfolgsfaktor für ionnvatives Klinikmanagement – "Risikomanagement" als grundlegender Bestandteil integrierter Versorgungskonzepte – Qualitätsmasnagement und Qualitätssicherung – "Schnittstellenmanagement"

Eduard Hauser:

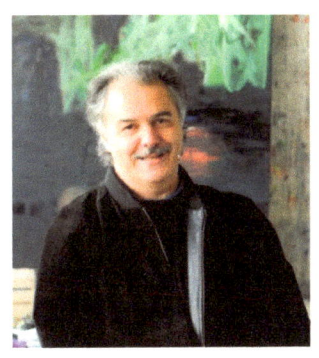

Berufserfahrung: Forschung und Entwicklung zu gesellschaftspolitischen Fragen am Gottlieb-Duttweiler Institut, Geschäftsleitungsmitglied in mittelständischer Firmengruppe der Konsumgüterbranche; verantwortlich für zentrale Dienste, ua. Sicherheit, Unfallverhütung, Personalman- **24.12.1946** agement, strategische Projekte – 30 Jahre Unternehmer in der Beratung; Strategie-, Prozessmanagement, Innovations- und Ideenmanagement, Projektleitung und Coaching von CEOs und Projektleitungen in der Bauindustrie (zB. Coaching des Projekts Lötschberg Tunnel) und Roche/Entwicklung von Produkten und Bau von Vitaminfabriken. Gründung von start-ups im IT Bereich, Gründung swiss-aerospace-cluster, Vorstand Idee-Suisse, Präsident zukunftslabor, entwicklungschweiz, Umsetzung von KTI-Projekten; zB start-ups der Generationen

Mandate: 10 Jahre Verwaltungsrat im Versicherungsbereich, 10 Jahre Dozent an der HSG und Dozent an der Hochschule Luzern – Begleitung von Studenten bei ihren Diplomarbeiten und Dozent für Personalmanagement

Autor; z. B. Bildungsfragen, Personalentwicklung, Strategisches Personalmanagement, Transaktionsanalyse, Innovationsmanagement, Unternehmenskultur, Clustermanagement. 2016: Psychoanalyse Schweiz, Akademikerverlag. 2017: CEO – Chief Execution Officer, Akademikerverlag. 2017: Clustermanagement, wie Cluster die Innovation und die Wettbewerbsfähigkeit unterstützen, Springer. Neuerscheinung 2018; Anatomie in der Wirtschaft und Gesellschaft, united p.c novum Verlag

Aufgabenstränge des CH-Gesundheitssystems ✚

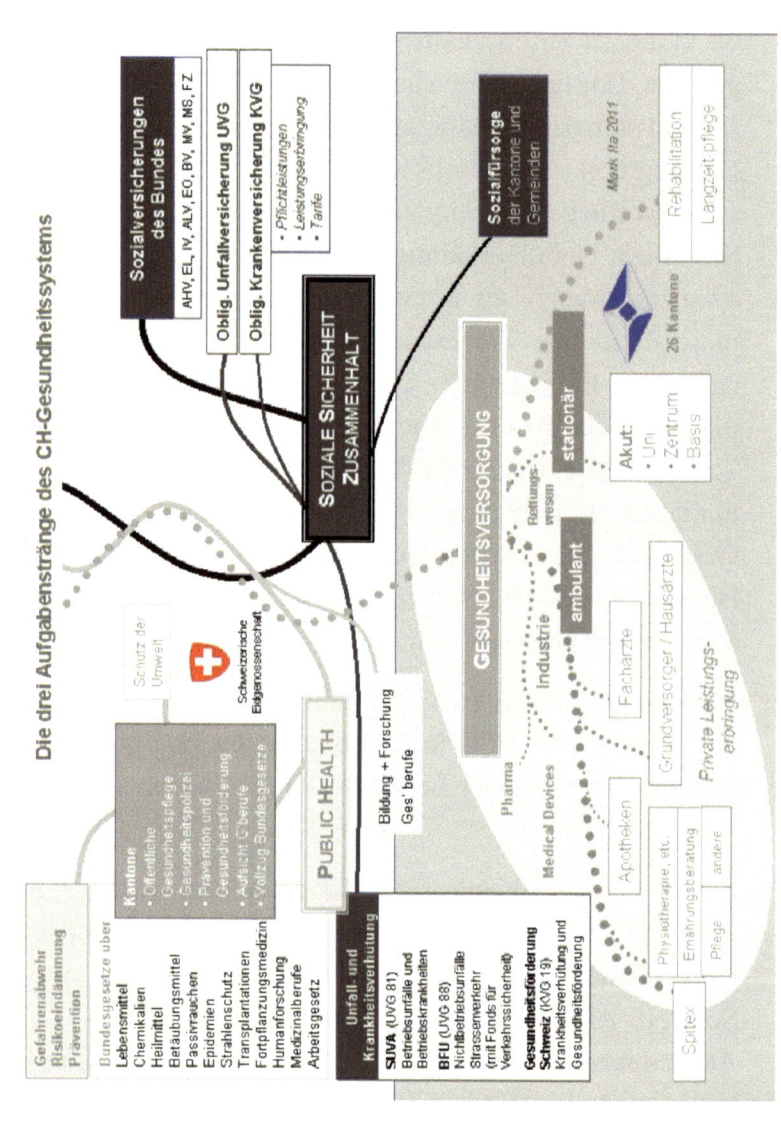

Die drei Aufgabenstränge des CH-Gesundheitssystems

Gefahrenabwehr Risikoeindämmung Prävention

Bundesgesetze über
- Lebensmittel
- Chemikalien
- Heilmittel
- Betäubungsmittel
- Passwesen
- Epidemien
- Strahlenschutz
- Transplantationen
- Fortpflanzungsmedizin
- Humanforschung
- Medizinalberufe
- Arbeitsgesetz

Kantone
- Öffentliche Gesundheitspflege
- Gesundheitspolizei
- Prävention und Gesundheitsförderung
- Aufsicht Ç berufe
- Vollzug Bundesgesetze

Schutz der Umwelt

Schweizerische Eidgenossenschaft

PUBLIC HEALTH

Bildung + Forschung
Ges' berufe

Unfall- und Krankheitsverhütung

SUVA (UVG 81)
Betriebsunfälle und Betriebskrankheiten

BFU (UVG 88)
Nichtbetriebsunfälle
Strassenverkehr
(mit Fonds für Verkehrssicherheit)

Gesundheitsförderung Schweiz (KVG 19)
Krankheitsverhütung und Gesundheitsförderung

Sozialversicherungen des Bundes
AHV, EL, IV, ALV, EO, BV, MV, MS, FZ

Oblig. Unfallversicherung UVG

Oblig. Krankenversicherung KVG
- Pflichtleistungen
- Leistungserbringung
- Tarife

SOZIALE SICHERHEIT ZUSAMMENHALT

Sozialfürsorge
der Kantone und Gemeinden

Mark Ita 2011

GESUNDHEITSVERSORGUNG

Industrie
- Pharma
- Medical Devices

ambulant
- Facharzte
- Grundversorger / Hausärzte
- Apotheken
- Physiotherapie, etc.
- Emährungsberatung
- Pflege
- andere
- Spitex

Rettungs wesen

stationär

Akut:
- Uni
- Zentrum
- Basis

26 Kantone

Rehabilitation

Langzeit pflege

Private Leistungs- erbringung

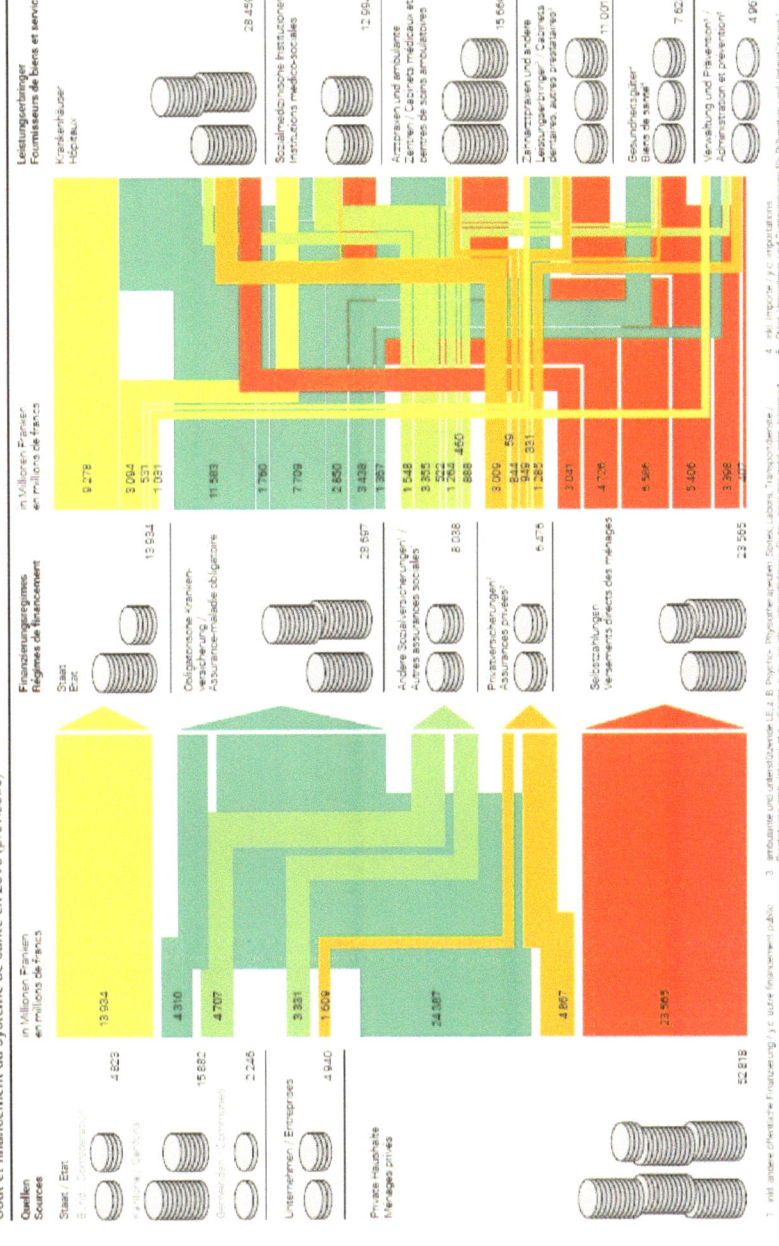

Kosten und Finanzierung des Gesundheitswesens 2016 (provisorisch)
Coût et financement du système de santé en 2016 (provisoire)

107

Gesundheitswesen Schweiz ✚

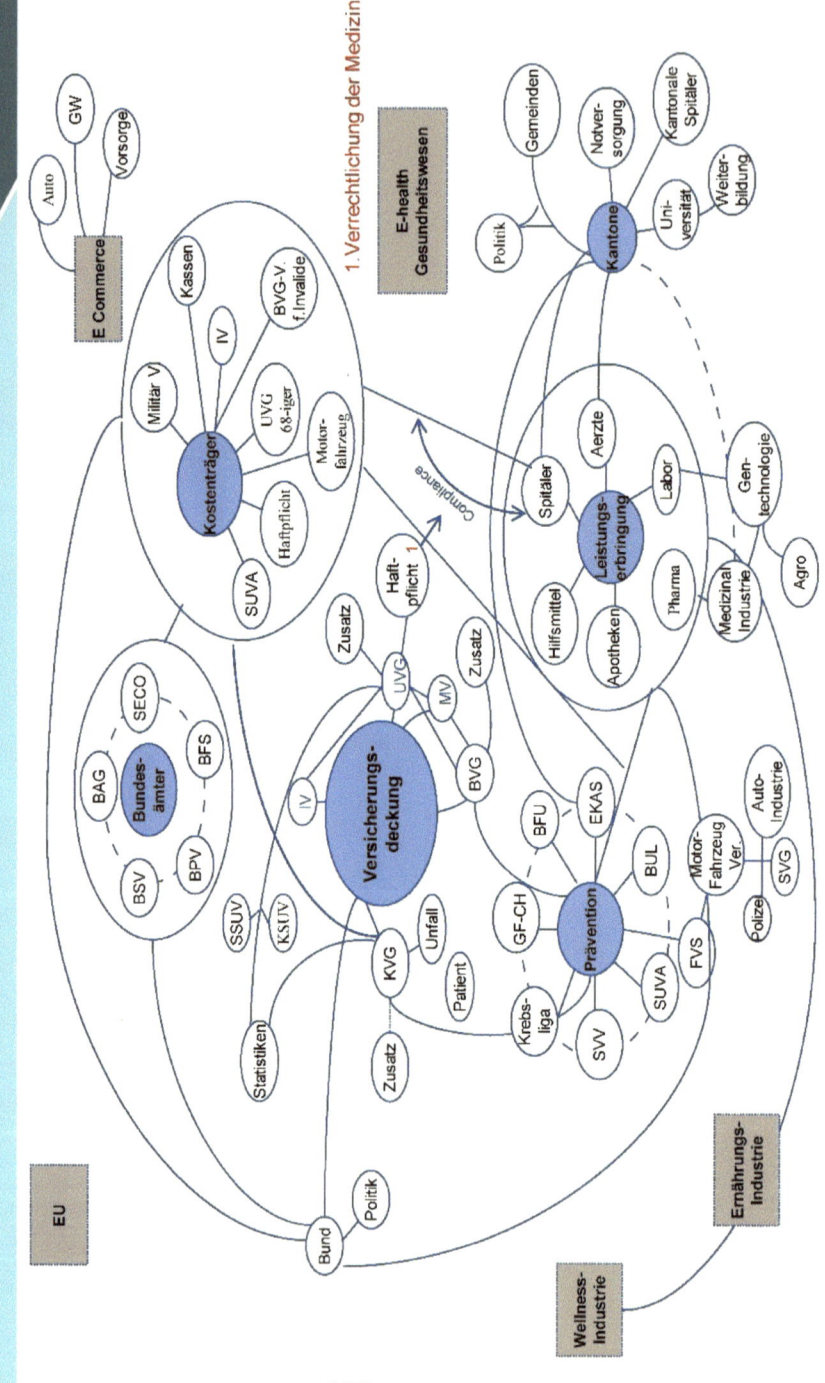

1. Verrechtlichung der Medizin

E-health Gesundheitswesen